JN039787

緊急提言!!

コロナ恐怖に翻弄される世界・日本の戦略

林 俊郎 著

はじめに

コロナを蔓延させたグローバル化

　中国の武漢で 2019 年末から突如流行を始めた新型コロナウイルス（以下コロナ）は燎原の炎のように瞬く間に世界中に燃え拡がり、各国に未曽有の被害をもたらしています。第二次世界大戦後から半世紀近く続いた東西冷戦構造が終わり、人類がグローバル化の道を歩み始めてから 30 年、今まさにその佳境の最中での青天霹靂とでもいうべき唐突な出来事です。グローバル化は人・物・金・情報だけでなく、疫病のコロナをも瞬く間に地球全土に拡散させてしまったようです。

　コロナの恐怖におののいた各国はコロナ対策としてグローバル化とは逆行した国境封鎖、都市封鎖、経済活動の自粛などの政策を進めてきました。しかし、これはアクセルを全開してグローバル経済を加速させている最中にいきなり急ブレーキを踏むようなもので、却って固く国境を閉ざした囲いの中で各国の民衆は生活苦とコロナ蔓延の二重苦に喘いでいます。グローバル化の時代は地球上のどこかで起こったたった一つの事件が大きな波紋となって地球全土に影響を及ぼす世界です。たとえば、2004 年 10 月に発生した中越地震により新潟県のある小さな部品メーカの工場が損壊しただけで、世界中の自動車生産がストップするほどの大ごとに発展したことがあります。利益最大化をひたすら求めるグローバル化はこれまでにも格差拡大などの問題をもたらしてきましたが、今回のコロナ騒動で負の側面

がより一層露わになってきたようです。世界経済はコロナ騒動でかつて経験したことのないほどの混乱に陥り、下手をすれば世界恐慌から大戦に発展する恐れさえ出てきました。

未体験なグローバル化時代の世界恐慌

　世界恐慌というと中学校時代に社会科で習った 1929 年にアメリカのウォール街の株価大暴落に端を発した金融危機が思い出されます。この時に一夜にして大金を失った投資家が次々とビルから投身自殺をするという悲劇が起こりました。この事件は国際的な金融危機に発展して長く世界中を不況のどん底に陥れ、ついに第二次世界大戦の火蓋を切らせてしまいます。疲弊した経済がもたらす人命損失の大きさは計り知れないものがあります。いやな話ですが、バブル経済の崩壊後の日本の年間自殺者が長く 3 万人台を記録したのも泥沼のデフレ不況と無縁ではなく、経済不況は自殺という目に見える死だけでなく、失業者の増加や社会不安を増幅させて人心を荒廃させ、さらには社会福祉を後退させて確実にその国民全体の寿命を縮めるのです。

　先の世界恐慌はグローバル化のレベルが今日とは比較にならない時代のことであり、この度のコロナ禍の暗い闇は、出口はおろか、その全体像すら捉えることができないでいます。コロナ騒動がこれ以上長引けば世界経済にとって取り返しのつかない事態になります。そうなると、今日騒がれているコロナによる人的被害をはるかに超える犠牲者が出ることは必定です。すでにこれまでのコロナ騒動で各国はかつてないほどの経済的打撃を受けており、中でも日本のこのところの景気の後退は東南アジアで突出しているのです。医療崩壊により大量の犠牲者を

出して都市機能が半ば崩壊した欧米諸国とは異なり、人的被害がはるかに少ない日本経済のこの大きな落ち込みは、コロナ恐怖の大合唱の下に国民全体がすっかり委縮してほとんどコロナ鬱の状態になっている証左です。人類の歴史の大きな転換点には必ずといえるほど天変地異が勃発し、飢疫と呼ばれる飢餓に伴って発生する疫病の蔓延により夥しい人命が失われるのを常としてきました。しかし、この度のコロナの出現は飢えからの脱出ではなく、世界中が豊かさを求めて快走を続けている最中に起こったところに不可解なものを禁じ得ないのです。この騒動はどうやら「幽霊の正体見たり枯れ尾花」の様相を呈してきたようです。一旦洗脳された恐怖を払拭することは容易ではありませんが、そのためには一人でも多くの人に恐怖の実態を見極めていただくことが必要です。

本稿の論点

2020年10月1日段階で世界のコロナ感染者数は累計で3300万人、死者100万人を超えました。この一見して膨大な被害者の数ははたしてコロナの真実を語っているでしょうか。コロナが出現してから10か月、恐怖の実態がおぼろげながら見えてきました。世界中がパニックに陥り、人々が異常を異常と気づかない今こそ、冷静で常識的な判断力が求められます。私は病理学については門外漢ですが、これまでにも日本の対がん政策やダイオキシン対策、乳児栄養などについて国の政策に重大な誤りがあることを統計データの解析から指摘してきました。ここでは世界のコロナ情報を大局的な視点から解析した結果について解説します。以下はその解析結果の主な論点です。

① 幸いにもコロナの一般の人々に対する殺傷力はさほど強くはなく、季節性のインフルエンザ並みのありふれた風邪ウイルスの域を超えることはありません。

② コロナの犠牲者はほとんど基礎疾患のある高齢者に偏っており、0歳児から一般の壮年までほぼ皆無です。

③ 先進国で発生している大量の犠牲者の大半は、恐怖心による集団パニックがもたらした医療崩壊、院内感染、高齢者施設内感染によるものであり、本来予防できた死です。

④ 医療環境が整備されていない開発途上国ではもともと感染症による死亡率が高く、今回のコロナによる大量死は劣悪な環境下での集団感染によるものであり、その多くは他の感染症にコロナがとって代わったにすぎず、今のところ特に全体の死亡率が上がったという確かな統計データはありません。

⑤ コロナの出現は過度な少子高齢化に対する警告でもあるかのようです。コロナ対策は病院や高齢者施設、持病のある高齢者に重点を置き、その他の一般国民に等しく課している自粛政策は即刻改善する必要があります。

⑥ これ以上の経済停滞は世界恐慌につながり、そうなるとコロナによる人的被害をはるかに超える犠牲者を出すことになります。

　この本は世界各国のコロナ感染状況の解析を通じて日本が今後執るべきコロナ対策を提起するとともに、コロナ禍からの一日も早い脱却に向けて、読者のみなさんにコロナが恐れるに足らない風邪ウイルスにすぎないことを理解していただくことを

目的に書いたものです。また、ここでは子供たちがコロナに強い謎の解明を通してコロナ封じのキーワードが温度であることや、この度のコロナの出現が歴史的必然であること、過去に起こったスペイン風邪の大惨事は薬害事件であったこと、10年前に世界中に蔓延した新型インフルエンザウイルスは実は100年前に猛威を振るったスペイン風邪ウイルスの再来であったこと、大量に備蓄している抗ウイルス剤のタミフルはコロナに役立たない理由、コロナワクチンの限界、さらには人々が持つコロナに対する恐怖はマスメディアによってつくられた幻想にすぎないことなど、それぞれ章を設けて解説しており興味をもって読み進めていただけるものと確信しております。

　なお、本稿はソシオ情報20巻『社会デザインの新展開』の1章「コロナの真実―正体見たり枯れ尾花―」（三弥井書店）の内容を大幅に加筆修正したものです。

　2020年11月10日

著者　林　俊郎

緊急提言！！
コロナ恐怖に翻弄される世界・日本の戦略

【もくじ】

はじめに　　1

第1章　コロナとは比較にならないスペイン風邪と黒死病の膨大な人的被害　　8
　　　　スペイン風邪による膨大な犠牲者の謎／スペイン風邪の膨大な死は薬害／黒死病の再来に要注意

第2章　弱毒性のコロナ　　13
　　　　見せしめにされるコロナの犠牲者／世界の死者の96.7％はコロナ以外／高齢化がもたらす人口爆発／高齢化が加速する世界／日本人の死因の99.78％はコロナ以外／日本人にコロナの犠牲者が少ない訳／コロナを出現させた高齢化社会

第3章　コロナ騒動の終焉　　26
　　　　赤ちゃんから一般壮年者の死亡はゼロ／日本人の年平均死亡率1.1％、コロナ感染者の死亡率0.8％／世界各国もコロナによる犠牲者は激減／夏場こそ感染者を増やす絶好機／再びコロナシーズンに突入した北半球

第4章　明暗を分ける基礎体温　　38
　　　　―なぜ子どもはコロナに強いのか―
　　　　特殊なコロナとサーズ／幻想の新型インフルエンザ／鳥インフルエンザパンデミックは幻想／温度に支配されるウイルス／自然の治癒力を生かしたダーウイン医学／天国と地獄―お年寄りは身体を温めて―／コロナとインフルエンザどちらが怖いか

第5章　解熱剤の恐怖　　48
　　　　アスピリンがもたらしたスペイン風邪の悲劇

第6章　グローバル医薬メーカーの陰謀　50
　　　　鳥インフルエンザ騒動のからくり／魔女狩りの餌食にされ
　　　　た養鶏農家／タミフルによる若者の異常死／国家的陰謀／
　　　　騒動を煽るマスメディア／役立たないタミフル

第7章　国際比較から見えてくるもの　58
　　　　幻想のファクターX

第8章　人心攪乱の科学史　62
　　　　対局が見えない環境思想／白い巨塔その1／白い巨塔その2
　　　　／白い巨塔その3／白い巨塔その4／白い巨塔その5／白
　　　　い巨塔その6／赤い巨塔

第9章　検査の落とし穴　75
　　　　科学信仰心が駆り立てる健診／環境科学史に残る汚点／科
　　　　学単位の盲点

第10章　世界中にコロナ化を拡散させたPCR検査　80
　　　　犠牲者が減らなければPCR検査の意味はない／不手際なコ
　　　　ロナ対策／最大の失策／国家財政の破綻／国民への自粛一
　　　　点張りは責任転嫁の極み

第11章　ワクチン幻想　89

最終章　若者の苦悩　94
　　　　クラスター対策がもたらした差別と偏見／恐怖が生み出す
　　　　コロナ鬱／将来展望が開けない若者の苦境

おわりに　101

著者略歴　104

第1章　コロナとは比較にならないスペイン風邪と黒死病の膨大な人的被害

スペイン風邪による膨大な犠牲者の謎

　コロナによる被害が報じられる時、過去に人類を襲ったスペイン風邪と黒死病（ペスト）がよく引き合いに出されますが、これもコロナ恐怖を煽るのに一役買っているようです。今回のコロナ禍における人的被害は、過去に起こったこの二大事件と比べるにはあまりにも規模が小さすぎるようです。

　スペイン風邪は第一次世界大戦直後の1918〜20年に世界的に流行したインフルエンザであり、当時の人口は16億人、感染者6億人、死者2000万〜4000万人ともいいます。日本でもこの時に39万人が亡くなっており、現在の人口規模に換算すると89万人にもなり大惨事であったことが分かります。この被害の規模を現在の世界人口78億人に当てはめると、感染者数29億人、死者数1億〜2億人ということになります。

　それでは今回のコロナ禍で3年間に失われる犠牲者の数はどれくらいでしょうか。詳細は後述しますが、これまでのコロナによる世界の犠牲者の大半は集団パニックによってもたらされたものであり、今ではひと頃の狂乱の時期を脱してやや冷静さを取り戻し、感染者の増加率に比べて犠牲者の出現率は著しく低下してきました。依って、このまま推移すると犠牲者数は年々

低下して３年間のコロナによる全世界の犠牲者数はせいぜい
400万人止まりと推測されます。今日の世界人口がスペイン風
邪流行時の4.9倍であることを考慮すると、コロナとスペイン
風邪による死亡率には25～50倍もの開きがあることになりま
す。とてもこの度のコロナ禍とスペイン風邪による人的被害を
並列に並べて比較することはできそうにありません。スペイン
風邪による異常に高い死亡数は季節性のインフルエンザと比べ
てあまりにも高く、これは大きな謎です。

スペイン風邪の膨大な死は薬害

　スペイン風邪はこれまでもインフルエンザの怖さを国民にア
ピールするためによく引き合いに出されてきましたから、多く
の方々がご存知の筈です。なぜ国民にインフルエンザの怖さを
植え付けなければならなかったのか。それはインフルエンザワ
クチンの推進にありそうです。ワクチンは戦後間もなくから使
われていましたが、感染率の高い子供を対象に接種の義務化を
続けてきました。ところが、ワクチンの効果が認められないこ
とや副作用の問題が多発し接種義務は廃止となり、製薬メーカ
は大打撃を受けます。旧厚生省が次にターゲットにしたのが高
齢者、新たな条例を制定して接種を勧告しました。インフルエ
ンザ騒動の影には絶えずワクチンがあるのです。

　また、今世紀に入ってから鳥インフルエンザがヒト型に変異
してパンデミックが起こるということがマスメディアを通じて
声高に喧伝されましたが、この背景にはタミフルの日本への導
入があったようです。この騒動をかくも拡大させたものは、ス
ペイン風邪ウイルスは鳥インフルエンザが変異したものだとい

うことが引き金になっています。これらについては第6章で詳述しますが、鳥インフルエンザパンデミック説は否定されているのです。今でもそれを主張するジャーナリストがコロナ本を出しています。しかし、スペイン風邪はヒトと同じ哺乳類のブタウイルス由来であることははっきりしており、遺伝構造まで確認されています。

　ところで、スペイン風邪による犠牲者の90％は解熱剤のアスピリンによる薬害で亡くなったとする研究レポートが当時の医師50人の研究成果として報告されています。スペイン風邪のインフルエンザウイルスは弱毒性であることは確認されており、感染しても致命率は低いウイルスですが大量の死者が出た背景にはこの解熱剤が関与していたのです。恐らくほとんどの読者の方々が一概には信じられないことと思いますが、詳細は第5章で解説します。ぜひこの後を読み進めてから判断を下してください。子供がインフルエンザに感染した時にご両親が最も案じられるのが脳症ですが、これによる犠牲者の多くは薬害だったのです。お子さんがおられる家族の方々にはぜひとも知っておいていただきたい内容です。

黒死病の再来に要注意

　それでは黒死病はどうでしょうか。1347年にイタリアのジェノバの港に上陸した中国起源とされる黒死病は3年ほどの間にヨーロッパ全域に蔓延します。この疫病の殺傷力はすさまじく3〜4人に1人の命を奪い、労働人口の急激な減少が中世の封建体制を崩し、宗教改革や農奴解放を促して近代の幕開けをもたらします。ちなみに、黒死病は内出血により皮膚が黒ずんで

いることから名付けられたもので、病因物質は細菌のペスト菌とされていましたが、最近になってウイルス性出血熱という説が出てきました。いずれにしても黒死病の被害を今の人口規模に当てはめると死者は19.5億〜26億人にもなり、死者400万人のコロナと比較すること自体無理があります。なお、現在行われている港湾での船の検疫や、都市封鎖はこの時代の対策を踏襲しているにすぎず、防疫対策は中世の時代から根本的には何も変わっていないことになります。それにしても犠牲者数が今のコロナの500倍もあった黒死病の時代の防疫対策を踏襲することに関係者は違和感を抱かないのでしょうか。

　ここで話をウイルス性出血熱に移します。黒死病の病因物質が細菌のペスト菌とウイルスでは話が天と地ほどの違いがあります。ペスト菌であれば抗生物質でなんとか阻止することが可能ですが、ウイルスとなると随分と厄介なことになります。ウイルス性出血熱には現在までエボラ出血熱、マールブルグ病、ラッサ熱、クリミア・コンゴ出血熱の4種が知られており、これらは野生動物からヒトに感染してヒトからヒトへと流行することから、第一種感染症に指定されている致命率の高い最も警戒すべき伝染病です。仮に、黒死病の原因がウイルス性出血熱であったとすると、このウイルスが再び人間社会に出現しても何ら不思議なことはないのです。実は100年前に猛威を振るったスペイン風邪のインフルエンザウイルスが2009年に突然人間社会に出現して再び大流行したことがありますが、これについては第6章で解説します。ウイルス性出血熱についてはまだ知られていない種類の存在が予測されており、いつでも対応できるように防疫体制を整えておかねばならないのです。先年、

フランスのパリにあるパスツール研究所の研究員が相次いで亡くなり、研究していたウイルスとの関りが取りざたされたことがあります。東京オリンピック・パラリンピックを間近に控えて防疫関係者の方々は対策に追われておられることだと思いますが、危惧されることは世界各地から取り寄せた病原体の管理です。ウイルスは遺伝子操作が比較的容易で、大量殺りく兵器に変えることも可能であり、このことが最も危惧される点かもしれません。

第2章　弱毒性のコロナ

見せしめにされるコロナの犠牲者

　イタリアやスペインのコロナ報道では、死人の山が次々と出現しているかのように犠牲者の遺体が広いスケート場に仮安置されていることが報じられました。また、メキシコ政府はコロナの犠牲者を埋葬するために広大な墓地を特設し、遺体を埋葬した墓にそれぞれ墓標代わりに国旗の小旗を刺しています。広大な荒野に膨大な数の小旗が整然と並ぶ光景を目の当たりにした時、人々を驚愕させずにはおきません。コロナの犠牲者は亡くなった後も特別扱いされ、国によっては葬儀はおろか、一般の家族墓地にも入れてもらえず、そのことが人々のコロナの恐怖心をより一層煽り立てるのです。

　日本では芸能人の志村けんさんや岡江久美子さんがコロナにかかって亡くなられ、大きな衝撃を人々に与えました。彼らは入院から火葬まで家族不在の中で執り行われ、家族と再会できた時は骨壺におさめられた姿になってからでした。このことがコロナの底知れぬ恐ろしさを人々に増幅させるのです。しかし、このような被害者に対する残酷な仕打ちは国民への見せしめ以外の何ものでもなく、国家的暴力とでも言うべきものです。

世界の死者の96.7%はコロナ以外

　コロナによる人的被害は先述したようにスペイン風邪や黒死病とは比較にならないほど軽微なものです。

　それではコロナには巷で恐れられているような強い殺傷力はないのでしょうか。その実態に迫ることにします。なお、民衆を注目させることを至上命令とするマスメディア、それに迎合する一部専門家に医師らは断片的な情報を流して人々の恐怖心を煽りますが、決して全体の「森」を見せようとはしないものです。そのため、彼らが発する感染者や犠牲者のデータに一喜一憂することなく、可能な限り自ら対極的な視点からそれらを再評価する姿勢が必要になります。この場合の森とは世界や国全体を指します。

　世界では2018年におよそ1億4,000万人が生まれ、6,000万人が亡くなっています。年間のこの出生数と死亡数の差「＋8,000万人」がその年の世界人口の増加数を示します。毎年、地球上にドイツ規模の国が一つ誕生するほどの勢いで人口が増えていることになります。戦後からの世界人口の推移を図2－1に示しました。やはり、この地球人口の増加は尋常ではありません。

　それでは、全死亡者に占めるコロナの犠牲者の比率を推算することにします。今の犠牲者の出現率から推算すると、2020年のコロナによる犠牲者数はおよそ200万人、この翌年はこれよりも大きく減少する筈です。これについては第3章で説明します。2020年のコロナによる犠牲者200万人は、この年に全世界の推定総死亡数6,000万人の3.3%に相当します。これを

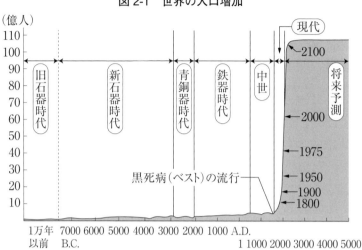

図 2-1　世界の人口増加

（出所）林俊郎『水と健康』（地球と人間の環境を考える）2004 年、日本評論社。

どのように評価するかです。人によっては前年に比べてコロナによって 3.3％の超過死亡が出たと考えるでしょうが、それにしてもとても死人がバタバタと出ているイメージではありません。ところで、コロナによる死者が 3.3％を占めたとしても、世界の総死亡数がその分だけ増えるということはなさそうです。なぜならコロナによる犠牲者の大部分は重度の呼吸器疾患、心疾患、慢性腎不全、高血圧、脂質異常症、高血糖、それに高度な肥満などの病気を長年患ってこられた患者であり、運悪くコロナにより肺炎を併発して亡くなられた方々であるからです。酷な言い方で心苦しいのですが、たとえコロナの感染を免れたとしてもいずれ他の要因で肺炎を併発するリスクの高い人々です。肺炎の要因がたまたまコロナにすり替わっただけで、死亡総数そのものにはさほど大きな差が出ないと考えられるからです。依って、コロナによる超過死亡はあったとしてもごく

わずかと考えられます。このことを後で日本人のデータからもう少し具体的に解説します。

高齢化がもたらす人口爆発

2019年の推計によると日本人の年間出生数はおよそ86万人、それに対して死亡数は137万人です。人口が爆発的に増加している世界とは対照的に日本は驚異的な勢いで人口が減少していることが分かります。話はやや逸れますが、コロナ問題に入る前に人口問題に触れておきます。これは大きな歴史の流れの中で大局を確実にとらえるためにも必要なことなのです。現在の日本人の人口はおよそ1億2,500万人ほどですが、戦後しばらくは8,000万人にも達していませんでした。人口が1億人を超したのは1964年の第1回東京オリンピックが終わった3年後であり、その後も人口は増え続けて2008年にピークの1億2,800万人に達します。日本人の人口が半世紀もの間増加を続けたのは決して出生率が上がったためではありません。人口が増加している間、むしろ出生率は一貫して低下を続けたのです。日本人の人口が増えた理由は、寿命が飛躍的に延びて人々が死ななくなったためです。日本人の平均寿命は戦後から今日までに60%も増加して男女とも世界一になっています（2018年段階）。図2-2に日本人男女の平均寿命の戦後からの推移を示しました。日本人の寿命がすさまじい勢いで伸びたことが分かりますが、これは主に食糧供給が潤沢になり、特に動物性食品の摂取増加によって免疫力がアップしたことが最大の要因です。次いで衛生環境の整備、さらに医療の充実があげられます。

図2-3には戦後からの日本人の出生数および合計特殊出生

図 2-2　戦後における平均寿命の推移

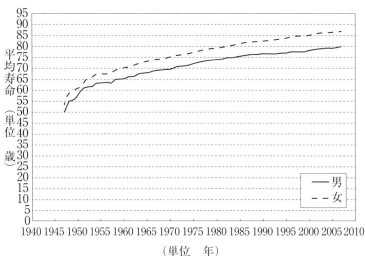

（出所）「人口動態統計」より。

図 2-3　出生数と特殊出生率の推移

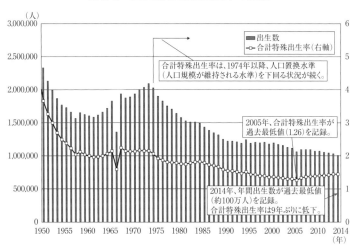

（出所）「人口動態統計」より。

率の推移を示しました。出生率が低下している中で人口が増え続けたことがよく分かります。すなわち日本のこの人口増加は実質的な増加ではなく、人々の寿命が延びて高齢になるまで生き延びたことによる見かけ上の現象にすぎないのです。日本人の寿命を著しく伸ばしたものは1960年代から始まった高度経済成長がもたらした「豊かさ」であり、一方ほぼ同時に急速な少子化が始まっています。生あるものにはやがて死がおとずれます。高齢化によってもたらされた見かけ上の増加人口はたちまち雲散霧消してしまう運命にあり、今まさにそれが始まっているのです。この見かけ上の人口増が解消するまでの日本丸の舵取りが危惧されています。しかし、ものは考えようです。若い人のお荷物ととらえられている高齢者は純粋の消費者であり、この膨大な消費を軽々に判断してはなりません。高齢者の消費を大きな経済循環の輪の中心に取り込む必要があります。また、多少でも余裕のある高齢者は「宵越しの金はもたぬ」の心意気で日本丸の新たな船出に貢献していただければと思います。なにしろ今の高齢者は日本の人口が増え続け、放っておいても消費が伸び続けた好景気の時代を謳歌してきた幸運な世代であり、それだけに次世代に対する責務があるのです。

　日本人の世界一の寿命は主に今の幸運な高齢者によってもたらされたものです。私が最も危惧していることは、バブル崩壊後の長い不況の時代を懸命に生き抜いている若い世代の寿命が低下しているのではないかということです。コロナ騒動でこれ以上彼らの足を引っ張るようなことがあってはならないのです。

高齢化が加速する世界

　話を世界人口に戻します。世界の人口は戦後から一貫して人口爆発と形容されるほどのすさまじさで増え続けています。しかし、この増加は人類の旺盛な繁殖力がもたらしたものではないのです。世界もまた急速な少子化が進んでいるのです。人口問題の悩ましいところは、地球人口の増加が世界中の人々が健康で長寿に向かっていることによってもたらされたというジレンマにあります。世界の爆発的な人口増加は高齢化によるもので、やがて世界人口は 90 億人台をピークに急速な減少期に入るはずです。その頃には世界の混乱をしり目に、日本は適正な人口規模の下、平穏な国民生活が営まれていることでしょう。

日本人の死因の 99.78% はコロナ以外

　話を日本人のコロナ問題に戻します。日本人のコロナによる犠牲者数は先進国の中で例外的に低く、この 9 月末で 1,588 人、これから冬にかけて増えるとしても最悪で 3,000 人程度と思われます。この推計死亡数は昨年「2019 年」のインフルエンザによる年間の死亡数とほぼ同じです。それにしてもこのコロナ対策で国の財政破綻を招来するほどの大判振る舞いをしてしまいましたが、これでよかったのでしょうか。

　それでは、日本人の年間の全死者 137 万人に占めるコロナによる死者 3,000 人の比率はわずか 0.22% となり、先の世界の 3.3% よりも一桁以上も低いことになります。日本人のコロナによる死亡率は世界平均のおよそ 15 分の 1 ということになります。

コロナの犠牲者の多くが持病のある高齢者であり、主な症状は肺炎であることを先述しました。2016年の日本人の肺炎による年間死亡数は男女合わせて11.9万人であり、これは日本人の死因のがん37.2万人、心疾患19.8万人に次いで三番目に多いものです。肺炎の病因には肺炎球菌、インフルエンザ菌、黄色ぶどう球菌、マイコプラズマ、レジオネラに誤嚥などさまざまなものがあり、コロナもこの仲間の一つにすぎません。たとえコロナで亡くなったとしても何ら特別視する必要はないのです。ちなみに肺炎の中で最も多いのが脳疾患などを患った患者による誤嚥性です。この肺炎は今後80歳以上の増加にともなって急増することが予測されています。仮に末期の肺がん患者が誤嚥で肺炎を併発して亡くなった場合に死因を肺炎とするには無理があるかもしれません。しかし、仮にこれが誤嚥ではなくコロナが肺炎を併発する原因であったとしたらやはり死因は悩むことなくコロナにカウントされる筈です。人々はやたらとコロナによる肺炎を怖がりますが、本当に警戒しなければならないのは誤嚥性の肺炎であり、これによる犠牲者はコロナの比ではないのです。2020年の誤嚥性を含む肺炎死を仮に13万人とすると、この年の肺炎による死者の内コロナが2.3％を占めたにすぎないのです。たとえこの比率が10倍に跳ね上がったとしても肺炎死がその分だけ増加したとは誰も考えないでしょう。繰り返しになりますが犠牲者のほとんどはたとえコロナに感染しなくても、いずれ他の要因で肺炎を発症するリスクの高い患者の方々であるからです。

　連日コロナの感染者数と死亡者数が公表されて、いやが上にも人々の不安心理を掻きたてています。しかし、これを「本日

の日本の死者数 3,720 人、内コロナによる死者 10 人」、あるい
は「本日の肺炎による死者 300 人、この内誤嚥性が 173 人、肺
炎球菌 74 人、マイコプラズマ 35 人、コロナ 10 人、その他 8 人」
とでも公表したならば、これほどの騒ぎにはならなかったかも
しれません。マスメディアが発する情報を決して鵜呑みにせず、
必ずそれを大局的な見地から見直すという作業が必要になりま
す。

日本人にコロナの犠牲者が少ない訳

なぜか日本を含む東南アジアではコロナによる犠牲者が少な
いことが注目されています。その理由として東南アジアは民族
的にコロナに対する未知のファクター X が備わっているかの
説が提案されています。しかし、コロナによる被害の程度は個
人の内的要因以外にその国の気候風土や社会環境など様々な要
因が複雑に絡んで一様ではない筈です。コロナは人類が初めて
遭遇した新型である以上、東南アジア民族だけがコロナに対す
る耐性を獲得していたという説は理解しがたいところです。先
進諸国と日本の被害の格差が生じた要因について興味深い報告
があります。それは米シラキュース大学准教授のマルガリータ・
アベによる報告（ニューズウィーク日本版、2020 年 7 月 21 日）
で、欧米では老人ホームや介護施設などの高齢者施設内感染に
よる犠牲者だけで全体の半数近くを占め、隣国の韓国でも
35％であるのに対して、日本は 14％と際立って低いことを指
摘しています。欧米ではコロナ感染を案ずる受診者が病院に殺
到して機能不全に陥り、入院が必要な高齢者が病院から締め出
され、逆に病院から介護施設に送り返されてきた高齢者が隔離

されることなく一般の利用者と同居しているといいます。犠牲者の33%を医療従事者が占める国もあり、スペインに至っては犠牲者の71%を介護施設の高齢者が占め、彼らは治療を受けることもなく亡くなったといいますから、病院や介護施設が機能不全に陥っていたことが改めて再認識されます。先進国においてこの有様ですから、開発途上国の大量の犠牲者も原因は推して知るべきでしょう。

世界各国の人口10万人当たりのコロナによる死亡者数はベルギーの86.1を筆頭に、ペルー85.4、チリ64.1、スペイン61.4、イギリス61.3、イタリア56.3、アメリカ54.9と続きますが、日本はわずかに1.28です（2020年9月2日時点）。米国では肥満者や糖尿病患者が多いことが犠牲者を増やしているという指摘もありますが、とてもそれだけでこれほどの差が出ることはありません。日本の低い死亡率は感染者そのものが少ないことによるものです。この誇れる低い感染率は、学校や病院、高齢者施設などでノロウイルスをはじめとする食中毒対策で培われた現場職員の方々による高度な衛生管理、一般国民においては日常的な手洗いやうがい、必要時のマスク着用などの高い公衆衛生意識が貢献していることは疑いの余地がなさそうです。

コロナを出現させた高齢化社会

人類500万年の99.8％は狩猟採集時代であり、人口はほぼ500万人を超えることはなく、疫病とはほとんど無縁でした。人類が疫病に苦しめられるようになったのは農耕牧畜が始まって人口が急増してきた1万年前以降のことです。それ以前は希薄な人口密度のため感染症である疫病の出番はありません。

　マルサスの人口論にある「食糧は算術的にしか増えないが、人口は幾何級数的に増える」の例え通り、人類は有史以来食糧不足に苦しみ、飢えて疲弊した体に疫病がとり付いて人口規模の拡大が抑制されるのを常としてきました。この時代の疫病が主なターゲットにしたのが幼い子供たちの命です。図2−4は日本の乳児死亡率の推移をみたものです。乳児死亡はその年に生まれた乳児1,000人当たりの死亡数で表されます。死亡率の高い都市ではおよそ4人に1人が1年以内に亡くなっています。死亡原因はほとんど感染症です。

　ところが、戦後になってマルサスの説を否定する現象が起こります。緑の革命により食糧生産が飛躍的に拡大したのです。

図 2-4　生存期間別乳児死亡率（出生千対）の推移

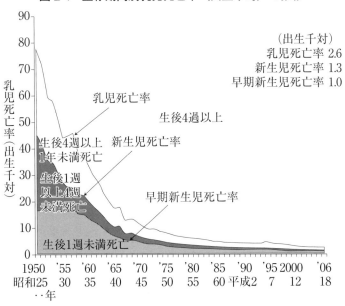

出所　「人口動態統計」より。

その結果、地球人口の爆発的な増加と少子高齢化が起こります。コロナはこの高齢化時代の到来を待ちわびたかのように突然人間社会に躍り出てきたのです。地球上に高齢化時代がこなかったとしたらコロナはこれほど注目されることもなければ、おそらく出番もなかったでしょう。なにしろこの型破りなウイルスは抵抗力のない幼児にすらまともに立ち向かうことができず、唯一相手にできるのはほとんど持病を抱えた高齢者ばかりなのです。詳細は次章に譲りますが、コロナの犠牲者の90％は70歳以上で占めているのです。図2－5は1950年と2018年の人口ピラミッドを比較したものです。1950年にはコロナがターゲットにする70歳代以上の高齢者はごく僅かであることが分かります。しかも、この時代に高齢になるまで生き延びた人はよほどの強靭な体力の持ち主であり、とてもコロナが太刀打ちできる相手ではないのです。どうやらコロナが出現してきた理由がはっきりしてきたようです。

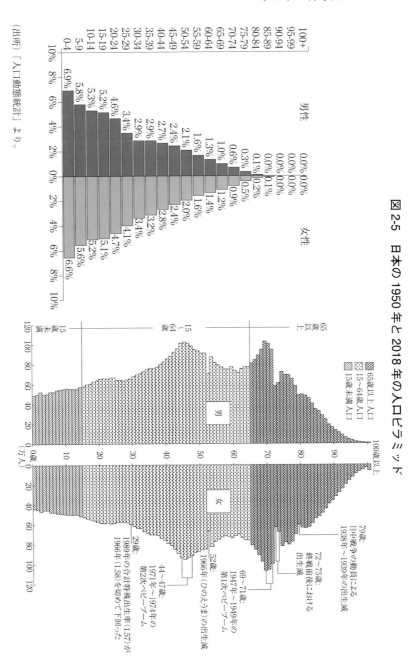

図 2-5　日本の 1950 年と 2018 年の人口ピラミッド

（出所）「人口動態統計」より。

第3章　コロナ騒動の終焉

赤ちゃんから一般壮年者の死亡はゼロ

　コロナによる夥しい犠牲者はその多くが集団パニックによる医療崩壊によるものであることを先述しました。それをより具体的に示す集計データがあります。それは厚労省の感染症統計で2020年の1月から6月25日までを第一波、6月26日から9月16日を第二波としてそれぞれの感染者数、死亡数について年齢区分別に集計したものです（表3－1参照）。感染者数は第一波が17,758人、第二波が57,693人で、死亡数はそれぞれ961人と470人です。死亡者数は第一波が全体の67.2％を占め、感染者の死亡率は第一波の5.4％から第二波では0.8％と大幅に改善しています。また、犠牲者の大部分を占める70歳以上の高齢者の死亡率も第一波の22.5％から第二波では6.7％にまで低下しています。この驚くべき結果には幾つもの原因があります。第一波の悲惨な状況は、感染者の大規模な確認漏れ、重症患者の長時間に及ぶ自宅拘束、野放しの介護施設内感染などがあり、これらはすべてコロナの検査体制の不備から生じたものです。犠牲者が少ないとされている日本ですが、初期には感染者の死亡率が混乱期のアメリカとほぼ同じレベルにあり、医療現場では大混乱になり、もう少し感染者が増えておれば医

表3-1　日本人のコロナウィルス感染症発生状況
第一波と第二波の比較

年齢区分	【感染者数】		【死亡者数】		【死亡率%】	
	第一波	第二波	第一波	第二波	第一波	第二波
10 歳未満	292	1,506	0	0	0.0%	0.0%
10 代	439	3,327	0	0	0.0%	0.0%
20 代	3,120	18,260	1	1	0.0%	0.0%
30 代	2,757	10,394	4	1	0.1%	0.0%
40 代	2,746	7,776	14	3	0.5%	0.0%
50 代	2,842	6,494	32	17	1.1%	0.3%
60 代	1,956	3,889	99	43	5.1%	1.1%
70 代	1,767	3,167	263	115	14.9%	3.6%
80 代以上	1,839	2,880	548	290	29.8%	10.1%
合計	17,758	57,693	961	470	5.4%	0.8%

※第一波1月～6月24日　第二波6月25日～9月16日

療崩壊が起こり危うく欧米のようになる可能性もあったのです。それを回避できたのは日本民族の日ごろの公衆衛生の高い意識によるものです。

　第二波の死亡率の大幅な改善は、医療体制の整備、介護施設の徹底した感染防止、そしてコロナに強い若者の感染者への参入による分母の増加があげられますが、なによりもコロナ自体が弱毒性であるからです。

　図3-1は表3-1の年齢区分別感染者のデータを解析して独自に作成したグラフです。犠牲者が年齢を追って増加する現象をよりリアルに表現できるように、図は耳慣れない累計死亡率で表しました。これは単純に若い年齢区分から順に死亡率を加算したものです。たとえば70歳では60歳の累計死亡率に60歳代の死亡率を加算して表しています。これを見れば驚愕の事

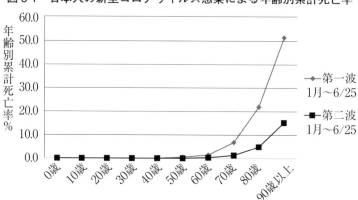

図 3-1　日本人の新型コロナウイルス感染による年齢別累計死亡率

実が一目で分かります。第1波の高い死亡率は主に先述した理由によるものであり、これらの多くは救えた命です。第二波はよりコロナの真実に近い姿を示しています。表3-1とも見比べてじっくり眺めてください。

　第二波では0歳の赤ちゃんから壮年の大人まで犠牲者は一人も出ていません。これらの世代にとってコロナはなんら恐れる必要のない、インフルエンザよりもはるかに弱い風邪ウイルスにすぎないことが分かります。すなわち、一般の人々にとってコロナの致死率はゼロ、とりわけ子供には感染しても軽い症状すら出ないケースが少なくないのです。コロナがターゲットにしているのが唯一基礎疾患のある方々であり、70歳以上の高齢者が犠牲者全体の90％を占めているのです。ですから、コロナ検査や感染防止対策はこれらのハイリスクグループを対象に重点的に行うべきであり、これらを一律に行う必要はまったくないのです。

日本人の年平均死亡率 1.1％、コロナ感染者の死亡率 0.8％

　晩秋のコロナシーズンに突入してコロナ感染者が急増してきました。連日マスメディアが一大事とばかりに大騒ぎしていますが、受け手の国民の間には随分と温度差が出てきたようです。長い自粛生活に飽きてきたこともあるようですが、それ以上にコロナの実体が人々に分かってきたことも事実です。これからも報道される感染者数と死亡数に惑わされることのないように、今一度感染者の死亡率について他の角度から解析することにします。それは、日本人の年間死亡率との比較です。日本人の 2018 年段階での人口はおよそ 1 億 2,500 万人、内年間死亡数は 137 万人ですから、日本人の年間死亡率は 1.1％になります。この死亡率 1.1％の死因にはがんや心疾患などさまざまなものが含まれますが、この死亡率はもはや免れ得ない宿命ともいえる必然的死亡率でもあります。今、仮に 10 万人の日本人がいたとすると一年以内に 1,100 人が亡くなることになります。

　ところが、先の第二波ではコロナ感染者の死亡率は 0.8％ですから、感染者 10 万人当たり 800 人の死亡ということになり、先の必然的死亡よりも 30％も死亡率が低いことになります。仮に感染者の人口構成が日本人全体に一致していたとすると、感染者 10 万人当たりの死亡数はコロナによる死者 800 人に必然的死亡者 1,100 人が加わって計 1,900 人にならなければなりませんが、実データからは必然的死亡者が消えているのです。なおここで示した死亡数 1,900 人という値は感染者の年齢構成を考慮しない乱暴なものですが、70・80 代の高齢者であっても健常者は感染しても症状すら出ない人が少なくなく、さらに

大量の無症状の未確認感染者を考慮するとコロナによる犠牲者数は限りなく先の必然的死亡数に近づく筈です。酷な言い方かもしれませんが医療現場の崩壊を除くと、コロナによる死亡は限りなく必然死ということになります。コロナはそれほど恐れるに足らない感染症なのです。

感染者はこれからもうなぎ上りに増え続けますが、何らそれに惑わされる必要はないのです。ただ漫然と来訪者を検査するという現状の検査体制は職務怠慢の極みではないかと考えます。全体の感染者を確認することにどれほどの意味があるか、それよりも病院や介護施設等の感染防止に備えた戦略的検査体制を早急に構築して実行に移すことこそ急務です。

世界各国もコロナによる犠牲者は激減

コロナによる著しい死亡率の低下は日本だけではありません。ジョン・ホプキンス大学で公表している各国のコロナ感染状況データを 2020 年 6 月 15 日以前（第一波）と、それ以降から 10 月 6 日まで（第二波）に分けて集計して比較すると興味深い事実に気が付きます。第一波では世界全体の総感染者数は785.5 万人、死亡数は 43.2 万人、感染者に対する死亡率（％）は 5.5 となります。第二波では総感染者数は 2751.5 万人、死亡数は 61.1 万人、死亡率は 2.2 となっています。感染者数は第一波に比べて第二波が 3.5 倍と大幅に増加しているのに対して死亡数は 1.4 倍にすぎません。そのため、第二波では死亡率をおよそ 60％も低下させているのです。第一波の医療施設の崩壊状態から多くの国が脱したことが分かります。

主だった国についてこの章末の表 3 − 2 に示しましたが多く

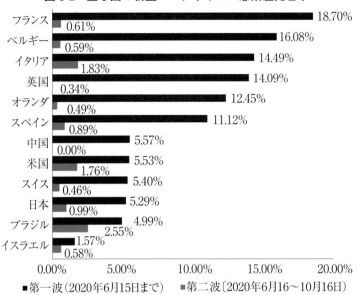

図3-2　主な国の新型コロナウイルス感染症死亡率

フランス　18.70%
0.61%
ベルギー　16.08%
0.59%
イタリア　14.49%
1.83%
英国　14.09%
0.34%
オランダ　12.45%
0.49%
スペイン　11.12%
0.89%
中国　5.57%
0.00%
米国　5.53%
1.76%
スイス　5.40%
0.46%
日本　5.29%
0.99%
ブラジル　4.99%
2.55%
イスラエル　1.57%
0.58%

0.00%　　5.00%　　10.00%　　15.00%　　20.00%
■第一波（2020年6月15日まで）　■第二波〔2020年6月16～10月16日）

の国で感染者が急増しているにもかかわらず、感染者の死亡率は著しく低下しているのです。

　それでは主だったものを拾って簡単な評価をします。なお、その一部を図3－2に示しました。よりリアルに死亡率の著しい低下がお分かりいただけると思います。

　まずコロナの震源地である中国では、第一波が感染者数8.3万で感染者の死亡率5.6、第二波では感染者数0.13万、死亡率0.0と報告されていますが、はたしていかがなものでしょうか。

　次に、感染者数、死亡数とも最大のアメリカは同じ順で、感染者数209.4万、死亡率5.5、から感染者数536.4万、死亡率1.8となっており、第二波では死亡率を70％近くも低下させています。同じく感染者の多いインドでは、感染者数32.1万、死

亡率 2.9 に対して感染者数 630.3 万、死亡率 1.5 となっており、やはり 50％ほど死亡率を低下させています。感染者の多いブラジルでは感染者数 86.8 万、死亡率 5.0 に対して感染者数 484.5 万、死亡率 2.1 となり、ここでも死亡率を 60％ほど低下させています。

　第一波で死亡率の最も高かったフランスについてみると、感染者数 15.7 万、死亡率 18.7 から感染者数 46.4 万、死亡率 0.6 となっており、驚いたことに死亡率を 30 分の 1 以下にまで低下させているのです。すなわち第一波の犠牲者の 96％は医療崩壊によってもたらされたもので、本来ならば救えた命であった可能性があります。フランスでは晩秋に入り感染者が増加してきたために再び人々の外出規制を始めています。これに対して若者の抗議活動が勃発しておりますが、これらの世代からは犠牲者がまったく出ていないことを考慮するとこれは至極当然の要求のように思われますが、いかがでしょうか。経済活動の規制は不安と不満を増幅させ、却って社会全体を混乱させるだけです。

　イギリスについてみると、感染者数 29.6 万、死亡率 14.1 から感染者数 22.2 万、死亡率 0.34 となっており、死亡率を 40 分の 1 にまで低下させています。第二波でのこの低い死亡率こそコロナの実態に近いもので、第一波ではいかに人々がコロナの虚像を恐れて集団パニックに陥ったかが分かります。このように低い死亡率はイギリスやフランスだけでなく、人口 10 万人当たり最も死亡率の高かったベルギーの感染者の死亡率は 16.1 から 0.58 と大きく低下させた他、さらにフィンランド 0.58、イスラエル 0.57、オーストリア 0.44、スイス 0.46、ノルウェー

0.55、オランダ 0.48、と軒並み低い値を示しているのです。これで欧米人がことさらコロナに弱い訳ではないことがお分かりいただけたと思います。詳細は後述しますが、どうやらこれでコロナについて日本で論じられてきたファクター X 説や交差免疫説は完全に姿を消すことになるでしょう。

　コロナの犠牲者が少ないことを誇ってきた日本ですが、感染者数 1.8 万、死亡率 5.3 から感染者数 6.9 万、死亡率 0.99 になっており、むしろ第二波ではヨーロッパ諸国の後を追う形になっています。この違いは医療水準にあるのではなく、介護施設等への感染予防の手当てがまだ不十分なためであり、一般に振り向けている検査体制をこれらの施設に重点的にシフトさせることが必要です。そうすればコロナによる死亡率は限りなくゼロに近づく筈です。

夏場こそ感染者を増やす絶好機

　なおグラフでは示していませんが第二波でも高い死亡率を維持している国がいくつかあり、その代表的なものがメキシコ、南米のペルーとチリです。メキシコは第一波の感染者数 14.7 万、死亡率 11.7％、第二波の感染者数 64.3 万、死亡率 10.7％となっておりほとんど死亡率の改善がみられません。またペルーでは同様に第一波の感染者数 23.0 万、死亡率 2.9％、第二波の感染者数 59.8 万、死亡率 4.4％になっており、むしろ第二波で死亡率を大きく伸ばしています。同じくチリでは第一波の感染者数 17.4 万、死亡率 1.9％、第二波の感染者数 29.7 万、死亡率 3.3％になっています。メキシコでは相変わらず集団パニックによる医療崩壊が継続していることが伺われます。ところが南米のペ

ルーとチリは様相が異なり第一波に比べて第二波では死亡率が大幅に増加しています。これは医療崩壊よりも気候的な影響が強く働いている可能性を示唆しています。すなわち気温の高い夏場では感染しても比較的軽症で済み、冬場では重症化する確率が高くなることを示しているかのようです。日本でもこれから冬季に向けて死亡率が高くなることも考慮しなければならないようです。お叱りを受けそうですが、私の本音を言えば夏場にもう少し規制を緩めて感染者を増やしておいた方が良かったのかもしれません。

　話をペルーとチリに戻しますが、同じ南米でも背中合わせにあるブラジルとアルゼンチンは第二波では共に死亡率を低下させており、先の二国とは対照的な違いを示しています。これは国内事情を除くと、太平洋側と大西洋側という海流の違いを想起させるものであり、今後の課題です。

　各国のコロナ状況を眺めていると疑問に思うことが多々あります。その一つにネパールについてですが、この国はこれまでの感染者は8.9万人と決して少なくないのですが、意外にも死亡率が0.62と日本よりも低くなっているのです。この国の医療水準がさして高いとも思われません。人口構成を確認していませんが、おそらく高齢者が極端に少ないことが考えられます。何をいまさらとお叱りを受けそうですが、より正確な死亡率を国際比較するためには年齢調整をしなければ本当のところは分からないのです。

再びコロナシーズンに突入した北半球

　ヨーロッパでは晩秋に入った10月末から再びコロナが猛威を振るい始め、フランスでは一日の感染者が4万人台を記録しました。感染者の増加に慌てた各国は緊急非常事態宣言を発動させて再びロックダウンなどの経済活動の規制を始めています。しかし、これはいかがなものでしょうか。感染者の死亡率は先述したように低位を維持しているのであり、なんら慌てる必要などない筈です。私の穿った見方ですが、どうしてもヨーロッパの国々は歴史的にヒステリックな行動をする傾向があるようです。幻想の恐怖の時期ならばともかくとして、コロナの正体が歴然としてきた今、なぜ同じ轍を踏むのか理解に苦しみます。これでは集団パニックを再燃させて医療崩壊を招くだけでなく、これ以上経済活動の停滞の継続はいよいよ世界恐慌を免れかねない事態をもたらします。

　いたずらに不安を煽るコロナ検査の是非も問わねばならないようです。一般の人々がたとえ感染してもかなりの人が症状すら出ないほど弱い風邪程度にすぎないことを周知させて、医療崩壊を阻止するとともに病院や介護施設などの感染防止を徹底させるべきなのです。

　日本でもこれから本格的なコロナシーズンを迎え、季節性のインフルエンザだけでも年間2,000万〜3,000万人は感染しており、コロナもこれと同じ程度の感染は覚悟しておいた方がよさそうです。しかし、コロナは乳児ですら平気なように、健常な方々にとっては何ら恐れる必要のないごく弱い感染症にすぎないのです。繰り返しになりますが、そのような感染者を追跡

表 3-2　国外の新型コロナウィルス感染症発生状況

国・地域	第一波 （2020 年 6 月 15 日まで）			第二波 （6 月 16 日〜 10 月 16 日）		
	感染者	死亡者	死亡率	感染者	死亡者	死亡率
中国	83,181	4,634	5.57%	2,301	0	0.00%
日本	17,502	925	5.29%	68,545	677	0.99%
韓国	12,121	277	2.29%	12,118	145	1.20%
台湾	443	7	1.58%	75	0	0.00%
ネパール	5,760	18	0.31%	83,503	536	0.64%
タイ	3,135	58	1.85%	465	1	0.22%
豪州	7,323	102	1.39%	19,850	793	3.99%
米国	2,093,508	115,732	5.53%	5,363,894	94,449	1.76%
カナダ	98,787	8,146	8.25%	72,597	1,414	1.95%
フランス	157,220	29,407	18.70%	463,941	2,831	0.61%
フィンランド	7,104	325	4.57%	3,598	21	0.58%
フィリピン	25,930	1,088	4.20%	298,832	4,752	1.59%
インド	320,922	9,195	2.87%	6,302,893	93,490	1.48%
イタリア	236,989	34,345	14.49%	90,597	1,657	1.83%
英国	295,889	41,698	14.09%	222,333	761	0.34%
スウェーデン	51,614	4,874	9.44%	42,669	1,021	2.39%
スペイン	243,928	27,136	11.12%	569,484	5,089	0.89%
ベルギー	60,029	9,655	16.08%	72,174	423	0.59%
イスラエル	19,055	300	1.57%	253,254	1,457	0.58%
オーストリア	17,109	677	3.96%	31,787	141	0.44%
スイス	31,035	1,676	5.40%	23,228	107	0.46%
ブラジル	867,624	43,332	4.99%	4,059,611	103,343	2.55%
ギリシャ	3,121	183	5.86%	17,021	234	1.37%
ノルウェー	8,631	242	2.80%	5,974	33	0.55%
オランダ	48,640	6,057	12.45%	92,618	452	0.49%
ニュージーランド	1,504	22	1.46%	354	3	0.85%
メキシコ	146,837	17,141	11.67%	642,943	64,736	10.07%
ポルトガル	36,690	1,512	4.12%	43,195	506	1.17%
アルゼンチン	31,577	802	2.54%	778,151	20,666	2.66%
チリ	174,293	3,323	1.91%	297,453	9,714	3.27%
ペルー	229,736	6,688	2.91%	598,433	26,054	4.35%

することに何の意味もないばかりか、貴重な労力と限られた資産を浪費して国を衰退させるだけなのです。コロナのターゲットは持病のある患者やかなりの高齢者だけなのです。次章でコロナが子供に弱く、高齢者に強い謎に挑戦します。

第4章　明暗を分ける基礎体温
―なぜ子どもはコロナに強いのか―

特殊なコロナとサーズ

　コロナによる犠牲者が高齢者に集中し、若い人々からはほとんど出ないのはなんとも不思議な現象です。これについてテレビに出演していたある専門家は、「子供は抵抗力が弱いためによく風邪を引くが、これによってコロナに対する抵抗力ができているためではないか」と意味不明な解説をしています。要するに原因はまったく分からないということです。実は、風邪ウイルスに感染しても幼い子供たちにはほとんど症状が出ず、高齢者から多くの犠牲者を出すという今回のコロナに似た事例が過去にありました。それは、2002・3年に突如中国広東省から出現したサーズコロナウイルスです。ちなみにコロナに属する風邪ウイルスはこれまで4種類が知られており、サーズが5番目、2012年に中東から出現してきたマーズコロナウイルスは6番目、そしてこの度のコロナが7番目のコロナウイルスということになります。このウイルスも新型と呼ばれるのは、今年（2020年）に限りになりそうです。

　話をサーズに戻します。サーズは高齢者に甚大な犠牲者を出しましたが、その時に多くの子供が感染したにもかかわらず、彼らからは被害がほとんど出なかった理由は今もって不可解と

いうことです。風邪ウイルスに感染すると年齢を重ねるに従い症状が軽くなるのが一般であり、コロナとサーズは極めて特殊なケースと言えます。

幻想の新型インフルエンザ

　コロナとは逆に高齢者からは患者がほとんど出なかったケースとして思い出されるのが、2009年4月にメキシコで発生した幻の新型インフルエンザウイルスです。この時の一大騒動はこの度のコロナ騒動に共通な部分が多々ありますので、少し詳しく説明します。記憶にある方も多いと思いますが、このウイルスは瞬く間に全世界に伝播しました。この時のすさまじい伝播速度と比較すると、今のコロナの感染力は決して強いものではないことが分かります。日本はWHOの勧告に従って警戒レベルを上げて水際作戦としてメキシコと北米からの乗り入れ便を4つの空港に絞り、到着した機内に防護服を着た厚労省の職員が乗り込んで乗客をチェックし、感染者は隔離入院、その周辺にいた感染が疑われる乗客はホテルに隔離するなど防疫政策を徹底的に行います。ところが、それにもかかわらずその年の5月下旬には関西の高校で感染が始まり、瞬く間に全国に蔓延し、大騒動に発展しました。これに先立ち、厚労省は新型インフルエンザが発生すると全国民が抗体をもたないため最低でも17万人、最悪64万人の犠牲者が国内から出ると公表し、NHKは正月早々に二夜連続で鳥インフルエンザ特集番組を組み、その他のマスメディア各社も鳥インフルエンザパンデミック特集を組みました。民間のテレビ局の特集番組に出演した日本から派遣されているWHOの研究員は、ある預言者の予告「2011

年パンデミック発生」の予言を待つまでもなく、明日にも起こると主張しましたから、騒動の導火線は確実に敷かれていたのです。これは国民不安を煽ってダイオキシン法を画策したダイオキシン騒動のからくりと同じ構図です。

　関西ではある女子高校生がウイルスを最初に国内に持ち込んだ主犯に仕立てられ、魔女狩りまがいの目に遭わされます。ところが、後にこのウイルスは4月には国内に侵入していたことが確認され、この女子高生の無罪や物々しい水際作戦も完全に失敗したことが分かりました。

　このインフルエンザは特に子供たちの間に流行し、全校休校や学級閉鎖が相次ぎ、修学旅行も全国的に中止になるなど主に学校現場が大混乱に陥りました。この時の感染者は子供たちに多く、なぜか高齢者からは極端に少なかったのですが、これには訳があったのです。感染者が高齢者に極端に少ないことは各国も共通しており、日本では感染研究所に保管されているパンデミック以前の血清の調査から、1933年以前に生まれた高齢者の多くがこの新型インフルエンザの抗体を保持していたことが明らかになります。要するにこのウイルスは新型でも何でもなく、過去に流行したことのある既存のウイルスだったのです。また、このウイルスは遺伝子解析からも弱毒性であり、季節性のインフルエンザ並みの致死毒性で、感染者の死亡率はせいぜい0.01程度かそれ以下であることも分かってきました。騒ぎが沈静化してしばらくたった頃になって、あれだけ恐怖を煽った厚労省はこの事実を国民に公表します。あの騒ぎが茶番劇であったことを知った多くの国民が肩透かしを受けたことは想像に難くありません。

鳥インフルエンザパンデミックは幻想

　その後、この幻の新型インフルエンザは1918年に猛威を振るい膨大な犠牲者を出したスペイン風邪ウイルスと同じタイプであるという衝撃の事実が明らかにされます。ブタからヒトに感染したこのウイルスは1918年から1933年まで人間社会で流行していましたが、その後突然姿を消して、76年ぶりに再びブタから人間社会に復活してきたのです。このウイルスが弱毒性であることは後の話題で関係しますから記憶に留めておいてください。第5章でこの弱毒性のウイルスによるスペイン風邪で膨大な犠牲者が出た謎を解説します。

　ウイルスについて毒性という用語をしばしば使いますが、ウイルス自身が毒素を産生することはありません。毒性はウイルスの増殖量で決まり、増殖したウイルスに対する宿主の反応の程度によって毒性の強弱を論じているにすぎないのです。そして、増殖を左右するものが温度です。未だに鳥インフルエンザが突然ヒト型に変異してパンデミックが起こるということを主張されている人は少なくないようですが、果たしてどうでしょうか。この問題に少し触れておきます。子供の頃に鶏や伝書鳩を飼ったことがありますが、鳥を両手で抱いた時の異様な温もりは今も記憶にあります。鳥の平熱は私達よりも4度も高く、お風呂並みの41度もあるのです。汗腺がなく羽毛に覆われた鳥は保温力が高く、それだけに猛暑の時には暑さで鶏はバタバタと死んでしまいますから、夏場の鶏舎の温度管理は大変です。鳥インフルエンザはやはり41度を適温にしており、これ以上低くても、あるいは高くても増殖することはできません。ニワ

トリはインフルエンザウイルスに感染するとこれを撲滅するために体温を上げる生理反応を発動させます。ところが鶏の体温は平常時ですら限界に近い状態にありますから、ほんの数度上がるだけで脳たんぱく質が変性してバタバタと死んでしまうのです。ニワトリは自ら上げた体温で死んでいるのですが、このようなウイルスを高病原性ウイルスなどと呼ぶため、人々がウイルスが猛毒を出していると誤解するのです。

　ところで、ヒトのインフルエンザウイルスは体温よりもやや低い33〜34度を最適温度にしているため彼らが寄生できる体の部分は鼻やのど、肺の粘膜です。これ以上高い温度の組織では増殖できないのです。そう考えると、鳥インフルエンザがヒト型に変異するためにはこの最適温度の壁を越えなければなりません。さらに、恐竜の末裔である鳥類と哺乳類の間には2億年以上もの悠久の歴史の壁が厚く立ちはだかっているのです。未だ鳥のインフルエンザがヒトに感染してヒトからヒトへと次々と感染したという事実は誰も確認していないように、ヒトのインフルエンザを鶏に感染させて、鶏から鶏へ次々と感染させるということに成功した研究者はどこにもおらず、鳥型がヒト型に突然変異してパンデミックが起こるということを真剣に考えているウイルス学者はほとんどいないのではないかと思います。詳細は第6章で解説しますが、鳥インフルエンザパンデミックは二十世紀末にグローバル医薬メーカーとWHOがつくり出した陰謀なのです。

コロナとサーズの謎を解くカギ

　子供に比べて大人ではインフルエンザに感染しにくく、たと

え感染しても軽症で済むのはすでにそのウイルスに対する免疫を獲得していることに外ならないのです。一方、人間社会に突然出現してきたコロナに対しては年齢にかかわらず全員未体験であり、免疫力をもたない点では子供も高齢者も条件は同じです。それにもかかわらず、コロナとサーズはなぜインフルエンザとは対照的に子供たちにはやさしく、高齢者には無慈悲な振る舞いをするのでしょうか？　私はこの明暗を分けたものは、基礎体温の違いではないかと考えています。インフルエンザを例にこの「基礎体温説」を次に解説することにします。

温度に支配されるウイルス

　生物の活動がいかに温度によって厳密に制御されているか、細菌を長年研究してきた私にはそのことがよく理解できます。ウイルスもその例外ではなく、それぞれのウイルスが適応できる温度範囲は狭く限定されています。先述したようにインフルエンザは体温よりもやや低い33 ～ 34度の鼻・のど・肺など呼吸器の粘膜細胞に特異的に寄生して増殖しますが、それよりもほんの少しだけ高い温度の組織ではもはや適応できないのです。これは200種もあるという風邪ウイルスの何たるかを理解する上でも重要なポイントですから記憶に留めておく必要があります。この事実を知るだけで、秋から冬にかけてマスクやマフラーを着用して鼻や首周りを温め、さらにうがいをすることがいかに風邪予防に有効な方法であるかがお分かりいただけると思います。私は自宅にいる時でもネック・ウォーマーをつけておりますが、これはコロナ対策のためにも高齢者の方々にぜひ勧めたいことの一つです。

自然の治癒力を生かしたダーウィン医学

インフルエンザに感染するとやがてウイルスが増えて喉の痛みや鼻汁に痰、くしゃみに咳、悪寒に発熱などの不快な症状が現れるようになります。意外に思われるかもしれませんが、これらの症状のすべてがウイルスの排除や増殖を阻止するための生体防御反応なのです。高熱を発症するのはウイルスの増殖を阻止するためです。風邪と低体温は万病の元とも言いますが、この二つは表裏一体の関係にあるのです。インフルエンザにかかった時に最も有効な治療法は、薬に頼らず十分な栄養を摂って、数日体を暖かくしてよく眠ることです。

風邪ウイルスに感染してから治癒するまでの体の生理的反応について少し詳しく説明します。ウイルスの侵入を察知した白血球の一種であるマクロファージはウイルスを食べて防衛に努めるとともに、脳に敵の侵入を知らせるためのインターロイキンを放出します。敵襲の知らせを受けた脳はアラキドン酸を代謝してプロスタグランジンを合成。生じたプロスタグランジンは体温調節をつかさどる視床下部に働きかけて体温を高く設定し、全身に体温を上げる指令を発します。風邪を引くと体温が高くても全身に悪寒が走り、震えなどの症状が出るのは体温をさらに上げるためです。体温が上がればウイルスの増殖は阻止され、生き残ったウイルスはマクロファージなどの免疫によって一掃されます。体からウイルスが完全にいなくなると高い温度を平熱に戻すために発汗が起こり、やがて汗が引けば全快です。このように薬に頼ることなく人類が長い進化の過程で獲得してきた治癒力を利用した医療をダーウィン医学と呼んでいま

す。宇宙の摂理の下に進化してきた人類は、太陽が出ている昼間は交感神経を働かせて活発に活動し、夜間には副交感神経が働いて睡眠や成長、傷の修復が起こります。がん細胞もまたぐっすり寝込んだ夜間に増殖します。この時に必要最少量の抗がん剤を投与して副作用を軽減させながらがんを効果的に封じ込める時計医学という治療法がありますが、これもダーウィン医学に考え方が近いようです。

　ダーウィン医学で思い出されるのは O-157 食中毒事件です。1982 年にアメリカで原因不明の二つの奇病が発生しました。その一つはエイズであり、もう一方は O-157 です。原因不明の食中毒発生の報告を受けた米国連邦疾病予防管理センター（CDC）は直ちに全米の調査を開始するとともに、まもなく原因菌を突きとめて腸管出血性大腸菌 O-157 と命名し、治療法も確立させて全米の医療施設に通達します。日本ではこの 14 年後の 1996 年に大阪府の堺市を中心に関西方面で O-157 が流行し 9,400 人の感染者と 12 人の死者が出ました。この時に被害が拡大した理由の一つに治療法の混乱があり、下痢止め剤を使ったために却って症状を悪化させたのです。この菌に感染するとひどい下痢症状が起こりますが、これはこの菌が産生した猛毒のベロ毒素を排泄するための合目的的な生理反応なのです。このような毒素型食中毒の場合には下痢はそのままにして、点滴で脱水を防ぐことが常道な対処方法であり、安易な下痢止め剤の使用は慎まなければならないのです。

天国と地獄―お年寄りは身体を温めて―

　コロナに感染しても子供や青年は無症状か、あるいは発症し

ても軽症で済む理由について話を戻します。大人に比べて子供がインフルエンザにかかり易い理由は、大人の多くが既に免疫を獲得しているのに対して子どもには獲得免疫がないことで説明できました。一方、初めて人間社会に進出してきたコロナに対する免疫力はいずれの年齢階層とももち合わせがなく、この点では全人類とも条件は同じです。繰り返しになりますが、それでは年齢によって症状に明暗を分けたものは一体何でしょうか。先述したようにインフルエンザは体温よりもやや低い温度の鼻やのどに寄生して増えますが、温度を少し上げるだけで増殖が阻止されます。コロナも他の風邪ウイルスと同様にこの点は共通していることは感染後の発熱症状からも明らかです。すなわち、すべての風邪ウイルスにとって低体温と高体温では天国と地獄ほどの違いがあるのです。基礎体温は年齢が上がるにしたがって低下しますが、一方、コロナによる症状は高齢になるほど重くなります。これは言葉を代えて言えば「子供は基礎体温が高いため軽症で済み、高齢者は低体温のため重症化する」と言い表せそうです。ウイルスに感染した時に症状の重さを決定づけるものはウイルスの増殖量であり、増殖量が多いほど重症化します。そしてウイルスの増殖を左右するものが免疫力と基礎体温です。基礎体温が高い人ほどウイルスの増殖は抑えられて軽症で済み、基礎体温の低い人はウイルスが活発に増殖して重症化すると考えられます。今のところ私が提案するこの基礎体温説以外には、コロナに感染した子供が軽症で済む理由を合理的に説明できるものはなさそうです。この基礎体温説に従えば、突然流行を始めた風邪ウイルスがはたして新型であるか否かを判定することも可能となり、今後発生する新手のウイル

スに対する警鐘に役立つのではないかと考えています。

コロナとインフルエンザどちらが怖いか

コロナとインフルエンザの毒性を比較すると、高齢者ではコロナによる被害が突出していますが、これはコロナに対する免疫がないため起こった一時的な現象です。数年もたてば感染者が増えて免疫力を獲得し、高齢者への影響も著しく弱まり、しばらくするとコロナは200種もある風邪ウイルスの一種として目立たない存在になると考えられます。

コロナとインフルエンザの毒性を正しく評価するためにはまだ免疫力を獲得していない未体験の幼児について比較するのが妥当です。我が子がインフルエンザにかかると親はインフルエンザ脳症や肝機能不全になることをひどく恐れます。詳細は第五章で解説しますが、とりわけ脳症は致死率の高い疾病です。ところがコロナでは報道で知る限りそのようなことはなく、不顕性か症状が出ても軽症で済んでいます。今後の詳細な研究を待たねば早計に断定することはできませんが、幼児で診る限りコロナの毒性は季節性のインフルエンザよりもはるかに弱毒性であることは間違いなさそうです。

第5章　解熱剤の恐怖

アスピリンがもたらしたスペイン風邪の悲劇

　インフルエンザを体から撃退する最も効果的な手段が体温を高めることでした。そのため、インフルエンザに感染すると先述したように脳は体温中枢をつかさどる視床下部に働きかけて体温を高く設定し、一連の体温上昇のための生理作用を発動させます。ところが、そのような最中に突然解熱剤が侵入してきたら脳は一体どのようなことになるのでしょうか？　この課題について抗ウイルス剤タミフルの害を訴えられている浜六郎氏の著書『やっぱり危ないタミフル─突然死の恐怖』（（株）金曜日）を参照して考えることにします。1963年にオーストラリアの病理学者のダグラス・ライはインフルエンザなどのウイルス感染症にかかった子供が突然痙攣や昏睡状態などの重い脳障害を起こし、肝機能の異常もともなって短期間に死亡するという症例を認め、これをライ症候群と名付けます。1970〜80年代にかけてアメリカでライ症候群の原因を探る広範な疫学調査が行われ、ライ症候群患者の90〜100％がアスピリンを服用しており、アスピリンは脳症のリスクを50倍高めることを確認します。この報告以降、アスピリンを幼児に用いなくなったアメリカでは脳症がほとんど出なくなったといいます。イン

ターネットでライ症候群を検索すると冒頭にアスピリンが出て
くる筈です。今ではインフルエンザによる脳症はアスピリンな
ど非ステロイド系の解熱剤によることが国際的常識になってい
るのです。日本では子供がインフルエンザになるとインフルエ
ンザ脳症をひどく恐れますが、本当に怖いものはインフルエン
ザではなく、解熱剤なのです。

　驚いたことに、すでにスペイン風邪の時代に多くの医師がア
スピリンの怖さに気づいていたのです。当時、アスピリンに頼
らない治療を試みたアメリカの医師50人の報告をまとめた論
文が1921年に出ています。それによると幾つかの比較試験で
アスピリン投与群は死亡率が30〜40倍と高く、疫学的調査か
らもスペイン風邪による死者の85〜97％はアスピリンによる
と推計しています。アスピリンは1897年にドイツバイエル社
で開発されたもので1915年には特許が切れて安価に大量生産
されており、スペイン風邪の流行時には世界中の人々がそれを
競って求めたことは想像に難くありません。スペイン風邪では
1918年の第一波よりも第二波でより大量の犠牲者が出ました
が、この不可解な現象はこのアスピリンの供給増で説明できそ
うです。先に幻の新型インフルエンザが弱毒性であることを説
明しましたが、このウイルスによるスペイン風邪で大量の犠牲
者が出た謎が解けたようです。それにしてもアスピリンの害が
再び明らかにされるのに半世紀も待たねばならなかったとは二
重の驚きです。

第6章　グローバル医薬メーカーの陰謀

鳥インフルエンザ騒動のからくり

　鳥インフルエンザ騒動と新型インフルエンザ騒動は抗ウイルス薬のタミフルの出現と無縁ではないのです。有り体に言えば、1998年に開発されたタミフルを売り込むためにこの二つの騒動は仕組まれたと推測しています。タミフルの出現に合わせるかのように鳥インフルエンザがヒト型に変異してパンデミックが起こるというキャンペーンがWHOを上げて始まります。なお、鳥インフルエンザがヒトに感染して人々が亡くなっているということが言われ出したのはこの時からであることを認識しておく必要があります。人類の長い歴史の中で鳥インフルエンザに感染して人が亡くなるという話はこの時点までなかったのです。日本では鶏は奈良時代には飼われており、今では人口の数倍も飼われるようになりましたが、未だかつて鳥インフルエンザに感染して亡くなったという人は一人も確認されていません。鶏は最も飼料効率の高い食肉であるため、特に貧しい国々の動物性たんぱくの大部分を占めています。たとえばエジプトなどでは鶏糞の粉塵が舞う中で人々が暮らしていますが、やはり人が鳥のウイルスに感染して亡くなったという話は聞きません。多数の死者が報告されるようになったのはWHOの研究員

が派遣されたインドネシアです。しかしそれらの死者がはたして鳥インフルエンザによるものかはなはだ疑わしいと考えています。たとえば仮に傷口からウイルスが侵入すれば抗体反応は陽性になりますが、それが体内で増殖して死の原因をもたらしたという確証はなく、ましてやそれが人から人に感染したという事実は今もって確認されていないのです。

　なぜ WHO が鳥インフルエンザパンデミック騒動を仕掛けなければならなかったのか、当初はいぶかしく思いましたが、それもそのはず、この国連組織はタミフルを開発した巨大医薬メーカーから運用資金の提供を受けていると聞いてあきれます。今回のコロナ騒動では、エチオピアのテドロス WHO 事務局長とコロナ原産国中国の習近平氏との癒着が国際的に非難されていますが、これも金銭絡みといいます。WHO といえども絶対ではなく、各国の思惑の中でむしろひどく不純な側面があることも認識しておく必要があります。

魔女狩りの餌食にされた養鶏農家

　話を鳥インフルエンザに戻します。私の実家に近い京都府下にある養鶏場がスケープゴートに合い、大掛かりな捜索が入りました。容疑は家畜伝染病予防法に違反したというもので、これは近隣の養鶏場に鳥インフルエンザを伝染させないために感染した鶏の肉や卵の移動を規制するというものです。ところが、この捜索劇の異様さは「家畜から家畜」ではなく、在りもしない「鶏からヒト」への感染爆発を前提としたところであり、完全な法令違反でした。養鶏場の鶏や卵、糞の処理に府の職員、府警、さらには驚いたことに災害防止法を適用させて自衛隊の

出動を依頼するなど、5日間に及んでのべ17,000人を動員しての捕り物劇です。とても家畜伝染病予防法違反の罪状ではありません。殺処分された鶏の遺骸が深く掘った穴の中に次々と投げ込まれる様子や、宇宙服を思わせる防護服を着た衛生員が消毒して回るおどろおどろしい光景が連日テレビ画面に映し出され、国民をいやが上にも震撼させずにはおきませんでした。この事件で国民がどれほどインフルエンザの恐怖を洗脳されたか、この時に消費者の卵離れが進んで日本中の養鶏農家が大打撃を受け、この冬のクリスマスケーキの材料に事欠く有様であったことからも分かります。このプロパガンダの最後のクライマックスが見せしめに経営者を記者会見場に引きずり出して記者が容赦なく締め上げる場面でした。人間としての尊厳と全財産を奪われ絶望の淵に落とされた老夫婦はその翌日に、農園の空き地に植えられた庭木で首を吊って無念の死を遂げたのです。なんのためにこれほど残酷なプロパガンダを仕組んだのか。まもなくして地方自治体に住民の23%分のタミフル備蓄が勧告されます。2007年までに国際市場に流れたタミフルの75%は日本が買い占め、残りはアメリカ22%、3%がその他と知った人々は唖然とします。それまで国民は、先進各国はすでに国民の40%分のタミフルを備蓄しているかに聞かされていたからです。

タミフルによる若者の異常死

　大量のタミフルを抱えた地方自治体はなんでもかんでもタミフルをと「タミフルキャンペーン」を仕掛けたのです。やがて、10代の若者60人ほどがタミフル服用直後に脳症を発症して

次々と異常な死をとげて大きな社会問題に発展します。厚労省は研究班を設けてタミフルの安全性の調査を行い、タミフルは安全であるというお墨付きをつける一方で、10 代への使用を禁じます。その後、この研究班の座長の某市大医学部教授がタミフルを一手に輸入していた外資系メーカーの子会社中外製薬から 1,000 万円の献金を受け取っていたことが判明します。タミフルを開発したギリアド・サイエンシズ社は、この当時米国防長官であったラムズフェルド氏が以前に会長をしていた会社で、長官時代も同社の大株主であったといいます。彼はブッシュジュニア政権時代にフセイン大統領がテロ用の大量殺戮兵器を隠し持っているという言いがかりをつけてイラク戦争を仕掛けた人物であり、鳥インフルエンザ騒動が勃発する前年 11 月の来日目的が気にかかります。タミフルは小泉政権の時代のことですが、導入にあたり政界や薬事審議会などへの黒い金の流れが指摘されています。この度のコロナの治療薬として審査もなく認可されたレムデシビルも同じ製薬メーカーであり、日本の医薬行政は外国資本の餌食にされているから本当に用心しなければなりません。

国家的陰謀

　先の養鶏農家の事件を整理しておきます。この大掛かりな捜索劇は明らかに国民の見せしめにするためにこの農家をスケープゴートに仕組んだものといえます。この捜索が感染防止を目的としたものであれば、即刻衛生班を動員するはずですが、連絡が入ってから 10 日ほども過ぎてからの捜索であり、時間をかけて大きな舞台作りに躍起になったことは明らかです。これ

までも他県で何度も鳥インフルエンザは発生していたのです。また、2007年には宮崎県で県知事就任直後の東国原氏に鳥インフルエンザの大量発生という難題が降りかかりました。この時に新知事はマイクを握って公用車から「学者さんの中には怖い話をする人もいますが、鳥インフルエンザはそれほど簡単に人に感染するようなものではないのです。どうか安心してください」と呼びかけながら市街を駆け巡ったといいますが、この落差はどこから来たものでしょうか。当時の京都府知事がこの夫婦が経営する養鶏場をターゲットにした理由に、この二人が他県在住であったことも関係しているかもしれません。この捜索劇に衝撃を受けた国民や野党もタミフル備蓄条例を認めざるを得なくなったのです。そのおかげで、今では国民の40%分のタミフル備蓄を義務付けられ、有効期限が切れれば在庫を廃棄して新たなものを買い替えるということを半永久に続けなければならないのです。どれほどの血税がどぶに捨てられていることでしょうか。

騒動を煽るマスメディア

　タミフルの備蓄問題を通して思い出されるのは日本中を震撼させたダイオキシン騒動です。鳥インフルエンザ騒動はダイオキシン法を画策したトリックに酷似しているのです。今では遠い過去の出来事と忘れてしまった方が多いかと思いますが、ごみの自家焼却で発生したダイオキシンにより赤ちゃんが全国で大量に殺されている、ごみ焼却でがんが50％も増えた、母親が摂ったダイオキシンの体内暴露で先天性アトピー児が毎年10万人も生まれている、母乳汚染は世界一、男児が体内暴露

で女児になり男が生まれなくなった、キレる子供が大量に出現し、男の精子減少で人類滅亡といったオカルト話が専門家やジャーナリストによって真剣に叫ばれ、それをマスメディアが盛んに喧伝したために国民はすっかり怯えてしまったのです。これらのダイオキシン恐怖話はすべて根も葉もない悪質な作り話でしたが、国は環境中のダイオキシンによる被害は何も発生していないが、国民不安が頂点に達しているという理屈を付けてほとんどまともな審議もされない内にダイオキシン法を議員立法による特別措置法として制定したのです。この法律は中小の小型焼却炉を全廃して、一基500億円もする大型焼却炉の建設と年間の維持経費10数億円、20年もすれば新しい炉に更新しなければ罰せられるという法律です。物の生産から消費、そして廃棄という経済循環の中で廃棄だけが高コスト構造になりましたから、アベノミクスをいくら仕掛けてもこの国の経済は上向かないのも当然なのです。この法律は地方自治体にとって財政破たんの主犯であり、炉の更新にどこも頭を痛めていますが、これを半永久的に続けることを義務付けたのがダイオキシン法なのです。このような愚かな法律は世界でも日本にしかなく、一日でも早い見直しが必要ですが、重大な誤りを犯してしまった政治家は一様に見て見ぬふりを決め込んでいるようです。

　私のこれまでのささやかな体験から思うことは、社会現象に発展するような騒動の背後には必ずと言えるほどある陰謀が働いているということです。ダイオキシン騒動、BSE騒動、薬害エイズ、らい病など利権や犯罪の隠蔽などの企みが隠されていました。そして、権力の見張り番を立て前に、その実、騒ぎを飯の種にするマスメディアはしばしば権力と結託して悪事を

働きます。ここで取り上げた養鶏農家の悲劇もその例です。世界恐慌に発展しかねない程のコロナ騒動の誘発に、騒動を煽ることを主目的とするマスメディアが少なからず関与したことは確かです。マスメディアが発する怖い話にはむしろ警戒した方がよさそうです。

役立たないタミフル

　ところで抗ウイルス薬として鳴り物入りで登場してきたタミフルですが、世界中がコロナの治療薬を躍起になって探し求めている中で一向にその名が聞かれないのはどうしたことかといぶかしく感じた方は私だけではないと思います。こんな時こそ役立たなければ一体何のための備蓄薬かということになります。なにしろこの薬は、国民の命運を担うかのように全住民の40%分を更新しながら備蓄を続けることを義務付けられている本命中の本命の抗ウイルス薬だからです。ところが、タミフルの有効性が否定されているのはコロナだけではなさそうなのです。タミフルの大量備蓄を義務付けられた自治体は少しでも投資分を取り戻そうと風邪の予防やそれらしい症状があれば何でもかんでもタミフルを、と価格のダンピングまで行っていることが想像されます。医師によっては薬価の差額の大きさに誘われて安易に使う人もいるかもしれません。ところが、タミフルのインフルエンザ予防効果はまったくないのです。しかも、タミフルが多少なりとも有効なのはインフルエンザに感染して初期症状が出たほんの一時期に投与しなければその前にも後にも効果がないばかりでなく、10代の若者の異常死で前述したように突然死につながる恐れさえあるといいます。現在タミフル

をインフルエンザ予防に使っているのはほとんど日本だけといいます（世界の全消費量の 70％）。ところが同じ抗ウイルス薬のリベンザには耐性株が見つかっていないにもかかわらず、タミフルの耐性株は次々と出現し、2012 年段階で 70 種以上も確認されています。しかも最大消費国の日本には耐性株の出現動向を追跡する義務があるというからあきれます。先に紹介した浜氏らは医師の立場からタミフルの危険性を警告し、WHO のタミフル備蓄勧告を撤廃するように訴えています。アスピリンがそうであったように、タミフルの危険性はその解熱作用にあり、脳症のリスクを高めることが考えられます。最近になってイタリアの医師団はコロナの犠牲者を剖検して死因が血栓症であり、抗炎症剤の必要性を指摘していますが、これは WHO の見解と異なります。この問題がはっきりすれば犠牲者の出現率はさらに大きく低下することが予測されます。

第7章　国際比較から見えてくるもの

幻想のファクターX

　コロナで不思議なことが二つあります。そのひとつは高齢者を主なターゲットにしていることと、もうひとつは夏場でも感染者が増え続けたことです。夏場になると感染が一時的に治まるかと期待していましたが見事に裏切られ、これには私も含めて意外に思われた方は少なからずおられると思います。世界のコロナ情勢について米ジョン・ホプキンス大学の集計に基づいて連日感染者数と死者数の累計が公表されています。感染者数では2020年9月2日時点で多い順にアメリカ603万、ブラジル391万、インド369万、ロシア99万、ペルー65万、南アフリカ62万、コロンビア62万、メキシコ60万、スペイン46万、アルゼンチン42万となっています。また、死亡数ではやはり多い順にアメリカ18.4万、ブラジル12.1万、インド6.5万、メキシコ6.4万、イギリス4.2万、イタリア3.5万、フランス3.1万、スペイン2.9万、ペルー2.9万、イラン2.2万と続きます。

　しかし、人口規模が異なる国について集計データだけを一律に表してもそれ以上のことは分かりません。実態を知るためにはもう一歩踏み込んだ解析が必要になります。各国の死亡数を人口10万人当たりで表すと再掲分を含め多い順にベルギー

86.1、ペルー 85.4、チリ 64.1、スペイン 61.4、イギリス 61.3、ブラジル 57.8、スウェーデン 56.4、イタリア 56.3、アメリカ 54.2、メキシコ 49.9、フランス 45.7、アイルランド 36.3、オランダ 35.8、イラン 25.9、カナダ 24.2、スイス 20.4、アルゼンチン 19.2 となります。これらの中に東南アジアの国は一ヶ国も含まれていません。参考までに主だった東南アジアの国について 10 万人当たりの死亡数を示すと、インド 5.0、フィリピン 3.4、中国 3.2、インドネシア 2.7、バングラデシュ 2.6、フィリピン 1.6、日本 1.3、韓国 0.6、台湾 0.03 となります。ここでは台湾が最も低くなっていますが、これは中国からのウイルスの侵入を徹底的に阻止したことによるものです。また、韓国の低い結果は、2015 年のマーズの流行により国家的危機に陥った苦い体験がこの度のコロナ危機に生かされた結果と考えられます。日本は台湾、韓国に次いで低い死亡率になっていますが、この値は今後感染者の増加とともに増えることは確実ですが、その中でいかに犠牲者の出現率を下げるかです。現時点での各国の死亡率からその方策を考えることにします。

　各国の死亡率のデータから、次のことを読み解くことができます。

① 　南・北半球とも死亡率の高い国は比較的寒冷あるいは雨量の少ない乾燥している国に多い傾向が認められますが、絶対ではありません。一方、モンスーン気候の温暖で湿度の高い東南アジアではいずれの国も死亡率が低いことが分かります。このことは、ドアのノブや手すりなどの乾いた金属に付着したコロナは数日間活性を保持していますが、湿度のある衣類などでは数時間で活性を失うという知見によ

く符合します。

② 高い死亡率はいずれも院内感染や高齢者施設内感染などに
よる医療の逼迫に起因したものであり、欧米人がことさら
コロナに弱いということはありません。たとえば北欧のス
カンジナビア半島にあるスウェーデン、ノルウェー、フィ
ンランドについてコロナによる10万人当たりの死亡率を
みるとそれぞれ 56.4、4.9、6.1 となっています。スウェー
デンとノルウェーでは死亡率に 10 倍もの開きがあり、こ
れを民族差や地理的環境からでは説明することはできませ
ん。スウェーデンは不用意に集団免疫政策をとって防疫を
疎かにしたために院内感染など医療が崩壊したことが高い
死亡率をもたらした要因です。ノルウェーの低い死亡率は
寒冷地といえども防疫がそれを克服することを示してお
り、これから冬季に入る日本に対するよき模範になると思
われます。

③ 東南アジア諸国のコロナの感染率や死亡率が他に比べて極
端に低いことから、ファクター X や交差免疫がアジア人
に備わっているという説が著名な学者から提案され、マス
メディアもしばしばこれを話題に取り上げています。しか
し、第3章でも指摘したようにヨーロッパ人が特にコロナ
に弱いこともなければ、アジア人にコロナに対する特別な
耐性能力があるわけでもなさそうです。たとえば中国では
これまでに 8.5 万人が感染し、内死者 4,600 人を出しまし
たが、これらの大半（77.2%）はコロナの発生地である人
口 1,108 万人の武漢から発生したものです。武漢における
10 万人当たりの死亡率を求めると 32.5 ということになり

ます。これはオランダの 35.8 に次いで高い値です。武漢
の死亡数は過小報告だという指摘がありますから、あるい
は死亡率はこれ以上の可能性があります。武漢の高い死亡
率はまさしく集団パニックによって引き起こされた医療崩
壊によるものです。この結果は東南アジア民族にコロナに
対する特別な耐性能力が備わっていることはなく、アジア
人と言えども病院や介護施設での感染防止に努めなければ
ならないことを示唆しているのです。

第8章　人心攪乱の科学史

　日本列島は文化の吹き溜まりと言われます。この列島にはもともと人間や今食している作物や家畜も存在していませんでした。数万年という悠久の歴史の中で多彩な人々がそれらを携えてこの列島に渡ってきたのです。そしてそこで彼らは和合し、次々と流入してくる外来文化を列島風に同化させて独特な日本民族と文化を形成してきたのです。日本人に共通な温厚さや寛大な精神は割り切り思想の大陸民族とは明らかに一線を画しますが、それらは列島の長い歴史の中で培われたものです。ところが、明治になると大量に流入する西洋科学を未消化のままひたすら模倣することだけにエネルギーを使ってきました。その結果もたらされたものが疑似科学による人心の攪乱です。しかもそれを誘導したのがこともあろうに専門家と称される権威者やその一派によることが少なくないのです。

　この度のコロナ騒動ではこの国のお粗末すぎる現状を国民は嫌と言うほど思い知らされたのではないでしょうか。人々のさまざまな要求に振り回される政治はともかくとして、医療行政の専門集団の迷走ぶりに失望した人は少なくないはずです。日本の民間が開発した連続分析機器を各国は積極的に活用させてコロナ検査を迅速に進めたのに対して、日本はそれを認めなかったことや、豪華客船ダイヤモンドプリンセス号では、日々

感染者が発生するコロナ培養器の船室に 2 週間止めおき、期日が過ぎたら検査もないまま自由放免にするという初動対応としては危険極まりないことを平然と行う無責任な所業に、怒りを感じた人は私だけではない筈です。この国の厚生行政がこれ程ひどく堕落した最大の原因はその上層の権威集団にあるのであり、ここが腐敗しているために組織全体がおかしくなってくるのです。そのような例をこれから幾つか見ていくことにします。

大局が見えない環境思想

福島第一原子炉建屋の爆発事故は 1 ベクレル（放射線量の単位）も原子炉から漏らさな

いという硬直した驕りがもたらした惨劇でもあります。地球は地震に火山爆発と絶えず活発に活動していますが、そのエネルギー源の相当量は地球内部に存在するウランなどの放射性元素の核分裂によってもたらされているのです。そしてそれらの物質は地球の内部だけでなく私たちの身の回りにも普遍的に存在しています。福島産食物は原発事故以来厳重な監視を受けており、原発由来（セシウム 137）の放射線が食物 1 kg 当たり100 ベクレルもオーバーすれば出荷停止になります。ところが食物にはさまざまな自然放射性元素が含まれており、放射性のカリウム − 40 の放射線量だけでもコンブからは 2,000 ベクレル、ジャガイモからは 750 ベクレルの自然放射線が出ており、極端な話、それらを食べている私たちの体からは絶えずガンマー線が放出しているのです。たとえば 1 個のリンゴを印画紙にくるんで一晩も暗室に放置してから現像すると、そこにリンゴの姿が浮かび上がってくるのです。人類はこのような自然放

射線の中で進化してきたのです。私たちが今最も警戒しなければならない放射線は医療行為によって被ばくする線量で、これは先の放射線量とは比べものにならないほど大きいのです。福島県産だけでなく佐賀県などどこの県の作物を食べても私たちが一年間に受ける総被爆線量は人体への影響度で算出した実効線量で表すと 0.32 ミリシーベルト程度ですが、レントゲンによる胃がん検診 1 回（写真 5 枚）で 3.2 ミリシーベルト、胸部 CT スキャン 1 回で 7 ミリシーベルトです。食物からは 1 年間の総計ですが、医療行為ではたった 1 回の瞬間に、しかも局所的に被爆するわけですからその組織細胞への影響は計り知れないものがあるのです。特に日本人は他の先進国の数倍もの放射線量を医療行為により受けており、世界からも警告されているのです。

　自然物でもあるダイオキシンは地球上に普遍的に存在しており、成人は毎日 100 ピコ g ほど食物から摂取しています。なお、この重さの単位については後で説明します。これまでに世界中でダイオキシンで亡くなったという人は一人も確認されておらず、そのため未だに人に対する致死量は分かっていません。最大の曝露者は後述する工場のトラブルで誤ってダイオキシンが混入した食用油を大量に摂った人で、その量は 34 億ピコ g で、この方は一過性の皮膚炎を発症しました。この人はおよそ 10 万年分を一気食いしたことになります。毎日晩酌している方も 100 日分もまとめて飲めば間違いなく全員命を失うことになります。食物には必ずカドミウムなどの有害な重金属が微量含まれており、毎日摂取している量の 1,000 日分も一気食いすれば必ず体を壊します。10 万年分を一気食いして一過性の皮膚炎

で済む、これほど安全な物質は寡聞にして私はダイオキシン以外には知りません。これを莫大な国費を使ってゼロにするという環境思想は正気の沙汰とは思えません。

白い巨塔その1

　文豪森鴎外（1862 〜 1922）の本職は軍医であり、後に軍医総監になって当時の医学界に君臨した人物です。彼は当時国民病とされていた脚気の原因をドイツ留学で学んだ古典的栄養学に固執して原因を細菌による伝染病と決めつけます。ところが、海軍軍医の高木兼寛（1849 〜 1920）は軍艦を使った臨床実験から脚気が貧しい食事に起因することを実証しました。この高木の研究は、当時その存在が知られていなかった未知の栄養素であるビタミンの発見につながる先駆的なものだったのですが、森らは執拗にそれを否定して高木の人格攻撃まで行います。この脚気論争は陸軍と海軍のメンツをかけた争いに発展し、医学界を森らの東大派閥と高木らの患者主体の医療グループに分断させたのです。その結果日清日露大戦で海軍と陸軍は明暗を分けます。食事を改善させた海軍は両大戦とも脚気患者がほとんど出なかったのに対して、陸軍では大量の死者が発生しました。特に日露大戦時にはあまりに悲惨な兵士の状況を見かねた陸軍軍医が食事改善を直訴しますが、森軍医総監はこれを頑なに拒絶し、陸軍から28,000人の脚気による死者と22万人もの患者を出したのです。森にとって若い水のみ百姓の子せがれの命などものの数ではなく、自分のメンツこそが大切だったのでしょう。このような人物を軍医総監に頂いた当時の若者こそ悲劇でした。脚気がビタミンの欠乏によって起こるということが

国民に知らされたのは、森が没した後でした。

　森鴎外は、後に詭弁を弄して騙し続ければ何万人を殺しても殺人罪には問われないことを実証したと評されます。

白い巨塔その２

　明治時代につくられたらい予防法は当初患者の保護を目的としていましたが、その後国策の富国強兵の下にらい病患者の根絶策がとられ、強制隔離、強制堕胎、断種などの犯罪行為が行われました。戦後になって特効薬が使われて完全に治癒するようになったにも関らず、国際的な非難の中でより一層隔離政策は強化され、国がその誤りを認めてこの法律を廃止したのは1996年です。この強制隔離政策がこれほど長く続いた背景にはらい病の権威者である光田健輔（1876 ～ 1964）が関係しています。この権威者の評価は今では大きく二分されていますが、私はこの人物は８か月齢ほどになった胎児を強制堕胎で命を奪うなど、彼が犯した数々の犯罪行為を罰せられることを恐れて、あるプロパガンダを仕掛け『小島の春』（小川正子 , 長崎出版）を展開させて国民的支持を取り付け、らい予防法に優生保護法を適用させることにより免罪符を見事に勝ち取ったと考えております。そして、戦後になっても強制隔離をより一層強化させて収容者の口封じを行ったのです。この人物による昭和52年の国会答弁の議事録を読むと、らい病患者に対する偏見に満ちたあまりに酷い差別発言からは医師としての博愛精神はおろか人道の欠けらも見出すことができません。それにしても、国際的に非難される非人道的政策を指導してきたこの権威者を未だに高く評価する日本らい学会の方々の頑なな姿勢には驚きを禁

じ得ません。なお、マスメディアがこの問題を取り上げるように
なったのは、強制隔離を巡る裁判で国が破れたことや、各地
の収容所からそれまで隠されていたホルマリン漬けにされた胎
児の遺体が百数十体も発見されてからであり、それまでは収容
者の苦悩に目を向けることはほとんどなかったのです。

白い巨塔その３

　血友病患者の薬害エイズ問題はらい病患者の強制隔離に酷似
しています。日本の旧厚生省はアメリカの勧告を黙殺してウイ
ルスが混入している非加熱血液製剤を血友病患者に２年４か月
にも及んで使い続け、この間に患者の40％に相当する2,000人
ほどの人にエイズウイルスを感染させてしまい、数百人もの患
者が早くに亡くなられました。当時日本人のエイズ感染者のほ
とんどを血友病患者で占めていたのです。問題はこの殺人とも
いえる犯罪を隠蔽するために国が行ったことです。エイズ患者
の個人リストをマスメディアにリークして、各地でエイズパ
ニックを誘発させて国民にエイズの恐怖を洗脳させるととも
に、患者を犯罪者扱いにさせてエイズ予防法を画策しました。
この法律の原案は検査に応じない者は摘発し、医師には届け出
を義務化し、感染者を半永久的に強制隔離するというもので、
その真の目的は血友病のエイズ感染者の口封じにあったと考え
ています。

　この薬害事件で極悪人扱いされ、その責任を一手に負わされ
た人物がいます。それは帝京大学教授であった安部英氏（1916
〜 2005）です。彼はこの重大事件をもたらした被告人として
法廷の場に立たされましたが、この係争中に痴呆症を発症して

亡くなります。彼は血友病の権威者であり、感染症の専門家ではないにも関わらずエイズ問題研究班の座長に祭り上げられたのです。この研究班開設の目的はアメリカでエイズ患者が急速に増加を始め重大な事件に発展していることを受けて、日本へのエイズ上陸の有無を調べることにありました。安部氏が座長に祭り上げられたのにはすでに彼の血友病患者からエイズの症状を発症している人が出ていたからです。彼はエイズ患者の存在と血液製剤の改善を懸命に訴えますが、同研究班はこれを封殺して日本にはエイズ患者はいない、血液製剤は安全だというお墨付きを与えたのです。その後も血友病患者から次々と患者が発生し、検査キットが輸入された時には半数近い人が感染していることが判明し誰の目にも抜き差しならない事態になっていることが歴然としてきます。そこで旧厚生省が行ったことは、アメリカ在住の男性同性愛者を日本に呼び寄せて、『日本人第一号のエイズ患者男性同性愛者発生』と旧厚生省の記者クラブでぶち上げ、日本中騒然となります。その数か月後になって安部氏が最初に指摘した患者もエイズとみとめたのですが、それまで２年以上に及んでエイズ患者の存在を隠し続けたのです。旧厚生省はどうしても血友病患者のエイズ感染の事実を隠蔽する必要があったのです。そして次に仕掛けたのが先述したエイズ患者の口封じのためのエイズ予防法の画策でした。このエイズ薬害事件で何百人もの人が亡くなられましたが、事実上これで罪を問われた者は一人もいないのです。

　ところで、この薬害事件でマスメディアは何の貢献もしないばかりか、エイズパニックを引き起こして、結果的に悪事に加担したのです。

白い巨塔その４

　現在日本人の３人に１人はがんで亡くなっていますが、その最大のものが肺がんです。みなさんは信じられないかもしれませんが、日本の医学界は戦後から一貫して日本人に多い肺がんはたばことは関係のないタイプであると主張してきました。その結果もたらされたものが喫煙天国と肺がん大国です。

　戦後まもなくしてアメリカでは急増する肺がん対策としてその最大の原因であるたばこ規制を打ち出します。そのレポートを受けて日本の国会でもたばこと肺がんの関係について審議しています。この審議会の流れを決定づけたのが当時大阪大学の医学部教授であった宮地徹氏の論文です。彼はがん研究の権威者の一人であり、製薬メーカーから多額の献金を受けて発がん性のある AF-2 を食品添加物に認可させることに協力した人物でもあります。問題の宮地論文は、ノルウェーの一学者のレポートを盾に、日本人の肺がんは欧米のたばこが関与する外因性のタイプとは異なり、たばこが関与しない内因性の女性型であると、かなり強引な結論で結んでいます。たばこ問題の審議会では終始この宮地論文が基調となって進められ、それ以来長く日本人の肺がんはたばことは関係のないタイプであるという見解を医学界はとってきました。国がたばこの害を初めて表明したのが 1996 年になってからで、この年にはそれまで日本人のがん死の一位だった胃がんを抜いて肺がんがトップに踊り出てきた年であり、その後も肺がんは増加を続けたのです。宮地論文は国民を欺き、夥しい人々の死をもたらしたことから罪は深いものがあります。それにしても世界の潮流に抗してあまりに見

え透いた説に固執する旧厚生省の姿勢はとても国民の側に立っているとはいえません。

白い巨塔その5

　育児不安の最大のものがアトピー性皮膚炎で、子供の30％以上がこの疾患にかかっています。戦後になって突然出現してきたこの疾病は日本の産科医療に最大の原因があるのです。人類は進化の過程で脳容積を3倍も急拡大させましたが、そのため成長速度が極端に遅くなってしまったのです。たとえばブタは生後5か月もすれば体重が100kgを越して出荷されますが、人間はまだ寝返りすら自分では満足にうてない有様です。他の哺乳動物は生まれるや直ちに大量の初乳を飲み、これに含まれる高分子の免疫物質を腸管から体内に取り込み、10時間も経てば腸管の門が固く閉ざされて（腸管閉鎖）、それ以降は完全に消化されたものでなければ吸収できなくなります。消化の意義はアレルギーの原因となる生体異物の侵入を阻止することにあるのです。ところが、成長速度が著しく遅い人間の子どもは腸管閉鎖の解除された状態がいつまでも長く続き、母乳以外の人工乳などを与えると、胃の中で細菌が繁殖するだけでなく、生体異物がそのまま開放された腸管の門から体内に侵入してアレルギー体質を形成するのです。母乳は単なる食物ではなく、生きものであり、生きたさまざまなタイプの白血球が無数に存在して病原菌を抹殺して、胃腸を浄化し、乳児に必要な免疫を産生しているのです。突然死の原因ともされる乳児のメトヘモグロビン血症は人工乳哺育児に特異的な疾病ですが、これは胃内での細菌の繁殖によって生じているのです。WHOやユニセ

フが誕生後の乳児には医療上の必要がない限り母乳以外のもの
は一切与えず、できる限り長く母乳を継続するように勧告して
いるのはこのような理由によるものです。それに対して、日本
の産科医療では母子分離、誕生直後から白湯や人工乳が当然の
ように与えられてきましたが、これがアトピー体質にさせた最
大の要因なのです。まさに亡国の産科医療です。

白い巨塔その6

　狂牛病（BSE）が最初に発見されたのはイギリスで、1986
年のことです。当時複数の青年に発生した奇病と結び付けて騒
ぎが起こります。当初はそれを否定していたイギリス政府も
BSE の食用を禁じるようになり、やがて種の壁を越えて病原
体が脳軟化症のヒツジからウシ、さらにヒトに感染した可能性
があるという見解を表明します。そして、これまでに大量の
BSE の肉が消費されていることから、これから国内で最悪 160
万人の死者が発生すると予告します。イギリス全土が大騒動に
なったことは言うまでもありません。

　米農務省は BSE は老いた牛から自然発生することを認め、
また実験的にもヒツジからウシへの感染は証明できず、さらに
病原体の異常プリオンも種によって異なることが明らかにな
り、イギリス政府も今では種の壁を超える感染説は取り下げて
います。イギリスの BSE の大量発生は、脳軟化になった廃牛
からつくった肉骨粉を同種の牛に与えたために起こったもので
す。同種同士の共食いが危ないのです。人間でも同じようなこ
とが起こっています。パプアニューギニアの人肉食習慣のある
部族が人肉を食べてクルーと呼ばれる脳軟化症を発症し1950

年代に3,500人ほどが亡くなっています。日本でも痴呆症を患った人の組織を移植して脳軟化症になる医療事件が数多く発生し訴訟問題になりました。

　日本ではイギリスより遅れること14年後の2000年にBSEの第一号が発生します。情けないことにイギリスに検査依頼をして発覚したもので、深夜に記者クラブでBSE発生の事実を発表するとともに、問題の本質を逸らすために全頭検査など今後の対策をぶち上げます。そもそも日本のBSE発生はイギリスから輸入した牛の肉骨粉を、イギリスからの警告を黙殺して使い続けたことによって生じたもので、適切な回収を怠った農水省の怠慢によるものだったのです。しかも、酷いことにその問題のBSE感染牛の肉は既に市場に流されていたのです。そのため全国の市場に流れていた国産牛肉の回収が行われましたが、その不手際と風評被害が重なって大掛かりな食肉偽装事件が発生し、大手食品メーカーの雪印乳業の倒産という事態をもたらしたのです。

　農水省が大見栄を切って打ち出した全頭検査はどこの国も行っておらず、肥育牛は2年以内に出荷するため病原体の異常プリオンはまだ出現せず、科学的にまったく意味のないことなのです。その後食品安全基本法に訳の分からない食育基本法をつくってどさくさに紛れて多額の国費を浪費して税金を垂れ流すシステムを増やします。食品安全委員会は食肉輸出国に全頭検査を強要し、米国産牛肉は何度も輸入禁止にさせて米国の畜産農家に多大な損害を与えました。あれほど固執した全頭検査の意味のなさにようやく気付いた農水省はこれを10年ほどで打ち切り、それでも各県知事は国民の安心のために検査を続け

ると意地を張っていましたが、今ではどの県も止めてしまった
ようです。国内では、風評被害で畜産農家や、レストラン、焼
き肉店などに大きな損害が出ました。このような顛末をもたら
した当時の農水省の事務次官は、その前には問題の畜産局長を
歴任していましたから一連のBSE騒動は自分の職務怠慢に対
する人々の批判の目を他に向けさすための企てであったかのよ
うです。

赤い巨塔

　日本学術会議の新メンバーに推薦された候補者の一部が菅首
相によって却下された問題を巡って盛んにマスメディアが騒い
でいます。学問研究の自由を侵害する愚挙だと主張しています
が、学術会議メンバーに入ることと学問研究とは何の関係もな
さそうです。この組織は全国の科学者の頂点に君臨する大本営
的な存在に写りますが、学者の総意で選ばれた方々ではなさそ
うです。本来ならばこの章で取り上げた重大な社会問題につい
ても国民の側に立って何か提言があってしかるべきですが、一
向に聞きません。それもそのはず、ここに取りあげた白い巨塔
の面々はいずれもこの国を代表される方々であり、学術会議メ
ンバーか連携メンバーにその一派が含まれていた可能性がある
からです。この組織から度々聞かれるのは軍備に関わる開発研
究の禁止です。北海道大学のある名誉教授は、船舶の燃費向上
に関する研究に防衛省の研究助成を受けようとしたところ、学
術会議メンバーがその大学に抗議したためにそれを断念させら
れたと怒りを露わにしています。このようなことは他にもある
ようです。これでは学問研究の自由を侵害しているのはむしろ

学術会議ということになります。軍事に関わるというのであれ
ばIT研究や車の開発研究、食糧研究などありとあらゆるもの
を禁じなければなりません。最新鋭のF35戦闘機はアメリカ
だけでなく西側十数か国による共同開発によるものですが、軍
備開発を制限されている日本はそのメンバーに加われないばか
りか、ブラックボックス状態のその戦闘機を大量に購入せざる
を得ない状況に追い込まれているのです。日本学術会議は
GHQによる日本占領政策の一環として設けられたもので、こ
の国を骨抜きにするための組織であるかのようです。戦後の混
乱期の北朝鮮や中国を賛美していた方々のイデオロギーを頑な
に受け継いでいる観にあり、赤い巨塔と呼ばれる所以でもある
かのようです。戦後から今日までさまざまな開発研究に横やり
を入れて日本の発展の足を引っ張ってきたのがこの組織ではな
いでしょうか。軍備に関わる研究の禁止は、絶えず日本への侵
略機会を狙っている周辺国にとっても、また武器を売り込む同
盟国にとっても好都合なことになりますが、その一方で日本は
いよいよ衰退していくのです。戦争を望む人は誰もいませんが、
せめて侵略を阻止するだけの軍備だけは備えていなければ国民
は不安でたまらないのです。聞くところによると、学術会議は
絶えず侵略の機会を狙って日本の領海を侵犯している中国と覚
書を交わしたとのことですが、私にはこれこそ学問研究の自由
を隠れ蓑にした売国奴的行為に写るのですがみなさんはいかが
でしょうか。

第9章　検査の落とし穴

科学信仰心が駆り立てる検診

　コロナ検査の問題に入る前に、科学技術の落とし穴について少し触れておきます。科学技術を宗教のように崇拝している人は少なくありません。日本で行われているがん検診の幾つかは有効性が国際的に否定されているにも関わらず、多くの人が受診しているのは科学崇拝からくるものです。たとえば肺がんの集団検診は欧米では有効性が否定されており、それを実施しているのはおそらく日本だけではないかと思います。胸部レントゲン写真では肺がんの主要なタイプの多くが写りませんから、これらの肺がんを発見することができないのです。これで唯一見つけることができる肺腺がんは検出された頃には既に末期に近く、ほとんど延命にはつながらないようです。胃がんのバリウムレントゲン検査は日本人が開発したとされていますが、これも欧米では聞きません。なにしろ日本を代表する胃がんの権威者ですらその有効性を否定しており、改めるべきだと主張している有様です。日本人の胃がん患者の5年生存率は世界で突出して高く、特にステージ1ではほぼ完全に治ると、内視鏡による検査と手術技術の高さを誇っていますが、それではなぜ今なお胃がん大国なのか理屈が合いません。欧米の学者は日本で

はがんでもない人をがんに見立てて手術していると、日本の医学会と真っ向から対立しているのです。この落差はどこから来るのでしょうか。欧米では新しい技術や薬を開発すると、必ずそれが国民の利益になるか否かを調べるために、被験者を無作為に二等分して新しい治療法と既存の方法で追跡調査する厳密なランダム比較試験を行うことを義務付けています。ところが日本ではこのような国民の側に立った比較試験を行わないままにいきなり実施してきたところに重大な問題があるのです。これらのことは、これまでも幾度となく指摘されてきたことです。それにもかかわらず、科学信仰心が人々を検診に駆り立てるのです。

環境科学史に残る汚点

日本人的特質について少し嫌な話をします。高度経済成長真っただ中の1966年に子供の生まれる数が前年に比べて50万人も減少するという異変が起こりました。丙午の迷信による差別を恐れた親が女の子を生むことを避けたことによるものです。この年に合法的な堕胎だけでなく、3万人もの超過人工死産がありましたが、これは明らかに違法行為と思われます。

それから4年後の1970年から突如出生性比の低下が始まり、少しずつ男の生まれる比率が低下していきます。環境学者はこれをとらえてダイオキシンなどの環境ホルモン作用で男の胎児が女になっているとして「男の子よいずこへ」という恐ろしい表題を掲げてシンポジウムを開いて論じています。このシンポジウムの内容は一冊の本にまとめられて刊行されていますから、彼らはいかに真剣に論じたかが分かります。

　ところが 1970 年から低下を始めた出生性比には訳があった
のです。この年からエコー診断による胎児の性別判定が可能に
なり、親の都合で男の胎児が優先的に間引かれる数が次第に増
えていったのです。図 9-1 は 1970 年から堕胎される男の胎児
が増えて人工死産性比が急速に上昇していることを示していま
す。今では人工死産で失われる命は男が女の 3 倍にもなってい
るはずです。本来生まれるべき命が男に限って優先的に間引か
れるのですから、生まれる男の数が減少して出生性比が見かけ
上低下するのは当然なことなのです。間引かなければ出生性比
は 107.5 となり男の子が常に 7.5％ほど多く生まれていたはず
であり、胎児のメス化という話は環境学界の恥なのです。それ

図 9-1　死産性比

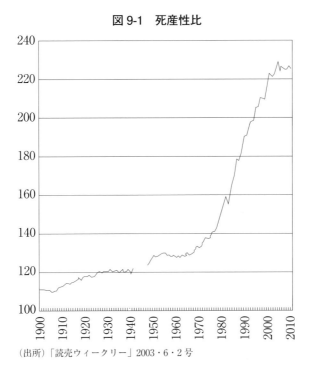

（出所）「読売ウィークリー」2003・6・2 号

にしても胎児の性別判定技術が丙午年の4年後であってよかったと思われませんか。もしもその年までにこの技術が開発されていたら、女が間引かれその年に生まれる子どもは男ばかりということになり、オス化論争が始まるところでした。

　出生性比低下は環境問題ではなく、他の重大な社会問題が背景にあったのです。それにしても名のある環境学者がなぜこれほど単純な誤りを犯したのでしょうか。

科学単位の盲点

　科学という日本語はドイツ語の Wissenschaft の直訳語が始まりでその意味は分離・分割です。さまざまな物質を分離してその性質や量を計測する分析操作はまさに科学です。科学が進むに従って細かな物質の分析が可能となり、その量を表す単位も耳慣れないものが登場するようになり、人々を得体のしれない不気味な世界に追い込むのです。たとえばグラム（g）は重さを表す基本単位ですが、値が小さくなるに従ってミリg（千分の1g）、マイクロg（100万分の1g）、ナノg（10億分の1g）、ピコg（1兆分の1g）とどこまでも続くのです。不思議なことに食品に含まれる不純物が少なければ少ないほど安全性が高いことになるのですが、逆に単位が小さくなればなるほど人々の不安は却って強くなるのです。私がよく話題にするダイオキシンはピコgの世界で、これは電子顕微鏡でもとらえることはできません。物が燃えると必ず微量発生するダイオキシンは地球誕生以来出現している自然物でもあり、あらゆる動物の体内にも微量存在しています。しかし、つい最近まであなたの母乳から15ピコgのダイオキシンが検出されましたと脅かさ

れた夫人は気も狂うほどに悩んだものです。不思議なことに先述したようにあれだけ騒がれたダイオキシンですが、世界中でこれが原因で亡くなったという人は未だに一人も確認されていないのです。世界で最大のダイオキシン曝露者は第8章で述べたように日本人で、1968年に発生したカネミ油症事件で誤って大量のダイオキシン類が混入した食用油を摂って一過性の皮膚炎を起こした人です。この時の皮膚炎はすぐに元に戻り、その後50年が過ぎましたがこの方が亡くなられたという話は聞きません。この方が摂ったダイオキシン量は巷で言われている致死量の50人分、実に 3,400,000,000 ピコ g、これは 0.0034g と表すことができます。どちらが怖いですか。このような事実をマスメディアは決して報じません。

　話をコロナの PCR 検査に移します。この検査はウイルスの検査だけでなく、化石の遺伝子解析や細菌などの同定（種の決定）などに広く使われているものです。この検査はほんの遺伝子の断片を何万倍にも増やして確認するという優れものですが、それだけにウイルスの死骸の断片でも拾って読み上げるという可能性があり、感染者でもない人を陽性と判定することもあれば、サンプルによってその逆も起こります。そのため、この検査の信頼度はせいぜい 70％止まりといいます。そのことを踏まえてこの検査の意義を考えたいと思います。

第 10 章　世界中にコロナ禍を拡散させた PCR 検査

犠牲者が減らなければ PCR 検査の意味はない

　国の脆弱な検査体制に憤慨してか、全国民に PCR 検査をという声が上がっています。しかしこれは考えものです。本稿の二章の国際比較で紹介しましたジョンズ・ホプキンス大学のデータから見た第一波における感染者の死亡率は最も高いフランスの 18.70 から低い方ではイスラエルの 1.57 がありますが、これは考えようによってはまったく意味のない統計データかもしれません。なぜならこの死亡率は感染者を分母において求めているもので、検査次第で分母はどのようにでもなるからです。検査数を増やして自覚症状のない感染者を掘り出せば掘り出すだけ分母が大きくなって見かけ上の死亡率は下がり、人々をいかにコロナの毒性が弱いかを認識させることに貢献したとしても、人口 10 万人当たりの死亡率にほとんど変化はないからです。たとえばイタリアとアメリカの人口 10 万人当たりの死亡率を比較するとそれぞれ 56.3、54.9 とほとんど拮抗していますが、人口 10 万人当たりの感染者数は 427 人対 1,838 人と大きな差があります。アメリカではイタリアに比べて 4 倍以上も感染者を追跡しているにも関わらず、死亡率には何ら変わりがないことを示しているのです。たとえばアメリカで検査数を半分

に減らしても犠牲者の数にはなんら変わりはない筈です。WHO の勧告に従って各国が競うように PCR 検査を増やして第二波では３倍も感染者を見つけ出したことでも分かるように、検査数を増やしても感染者を減らすことにはならず、むしろ増加するのです。検査数を増やすことは感染状況を把握することはできてもあまり意味はなく、却って過剰な規制をするなどの混乱要因となるのです。世界のコロナ禍は PCR 検査がもたらしたものであるのです。人々が検査を求めた時期は、自分に生命の危機が迫っていると恐れた初期のことであり、今や一般の人々にとってコロナは単なる風邪にすぎないのです。今、アルバイトで生計を立てているアメリカの学生が経済活動を規制している州や大学を閉鎖している当局に抗議して各地で暴動を起こしているとのことですが、第三章の図 3-1 を見ていただければお分かりいただけるように、学生の要求は至極当然のことではないでしょうか。

　持病を抱えた高齢者の命と世界恐慌を引き換えにしたのでは本末転倒であり、それは高齢者にとっても本望ではないはずです。話を戻しますが、PCR 検査を増やしても実質的な死亡率にはほとんど影響はなく、これは費用対効果の問題です。総感染者数を確認することにどれほどの意義があるか、それよりも犠牲者を減らすことこそ優先させるべきです。ここは発想を変えて重点主義で臨む必要があります。病院や介護施設の職員や出入りする関係者に対する定期的な検査などめりはりつけた対策にシフトすべきです。

　現都知事は知事選前にはロックダウンを連発してコロナ危機を訴え、当時の安倍首相に強硬に直訴して全国的な緊急対策を

迫り、国のコロナ対策を混乱させたようです。全国一斉の学校閉鎖や経済活動の自粛策などによる影響は甚大です。ところが、都知事選が終わるや、日に300人近い感染者が都から出てもロックダウンはおろかウィズコロナの声が聞こえてきます。しかし、これは都知事の発言としてはあまりにも不謹慎です。なぜなら、都が所管する病院や介護施設などでは毎日懸命になってコロナと闘っておられるのであり、ウィズコロナはあってはならないことだからです。

不手際なコロナ対策

一般の人々にはコロナに感染してもインフルエンザ並みの扱いで十分です。病院や介護施設では厳重な予防措置を講ずる必要がありますが、これを一般の人々にも適用することには無理があり、却って新たな被害を拡大させます。今すでにコロナの犠牲者以上に自殺による超過死亡が危惧されてきたのもその一つです。先述したように、一般の人々にとってコロナはむしろ季節性のインフルエンザよりも弱毒性であるからです。とは言っても日本は世界一の超高齢大国ですから、当然マスクをするなどエチケットを守って感染防止に努めることは国民としての義務であり、故意に感染行為に及んだ者には重罪をもって罰することも必要でしょう。以上のことを踏まえて、一般の人々からたとえ感染者が出たとしてもことさら騒ぎ立てる必要はなく、しばらく自宅で療養していただき、できる限り病院にもいかない方がよいでしょう。特に子供たちには怪しげな薬は要警戒です。これまで子供たちから一人も犠牲者が出ていなかったのは治療法が確立されていなかったことが幸いしたのであり、

今後犠牲者が出てきた時には治療薬を疑う必要があります。

　集団の仲間からたとえそれらしい症状のある患者が出たとしても、その人にはしばらく自宅で療養していただき、全学休校や学級閉鎖、事業所の営業停止、ましてや介護施設ならばいざ知らず一般の集団にクラスター対策はもっての外です。これらは差別と偏見を助長するだけで、却って子供たちの健全な育成を阻み、社会全体を益々暗い闇の淵に陥れるだけです。特にクラスター対策は戦後の無らい県運動によるらい病狩りを彷彿させます。夜の街騒動ではその家族、特に子供への影響が心配されましたが、コロナの感染者は犯罪者ではないのです。厚労省の体質は昔とあまり変わっていないようです。

　介護施設などの要警戒施設を厳重に防衛する一方で、一般に課している過剰な規制を緩めることが必要です。不顕性あるいは軽症の感染者が増えることは、考え方によっては最も有効なワクチンを接種していることと同じことなのです。イギリスやスウェーデンはこの集団免疫策を試みて医療崩壊を招いて見事に失敗しましたが、これは病院や介護施設への感染防止を怠ったからです。

　ただ誤解がないようにしていただきたいことは、私が子供たちについてなるべく病院を避けた方が良いと言ったのはコロナ感染に限定したものであり、他の疾病はこの限りではありません。コロナ感染を恐れて病院での診察率が著しく低下していることが危惧されています。しかし、子供にとってはコロナ感染よりも他の疾病を悪化させる方がはるかに危険であることは言うまでもありません。

最大の失策

　コロナ対策の最大の失敗は2020年2月1日に施行した二類相当の指定感染症の認定から始まり、同月17日に国民に向けて発した「一般人は4日間、高齢者や重い疾患のある人は2日間37.5度以上の高熱が継続した人に限り帰国者接触者相談センターに連絡して指示を待つ」という酷な自宅待機命令です。自宅待機者に解熱剤使用の注意などの適切な指導が行われたとは到底考えられず、統計に表れない犠牲が出たことは疑いの余地はなさそうです。はじめに大見栄を切って大きな花火を打ち上げたために収拾がつかなくなったのです。最初からインフルエンザ並みの五類相当に扱っておればよかったのです。

　また、これまで行われてきた無症状者や軽症者に対する手厚い病院やホテルでの収容は限られた財源と医療スタッフから考えものです。これからコロナシーズンの晩秋に入ると大量の感染者が発生することは避けられません。軽症者で自宅待機が困難な方には公立の体育館や屋内プールを活用して簡易ベッドを並べて集団生活をしていただければと思う。全員が感染者であるから、これ以上の感染の心配はなく、2週間が過ぎれば検査をすることなく無菌的な衣類に着替えて対処していただければよいと思う。着替える衣類も2日間ほどビニールにでも入れておけばコロナは自然に死滅して無菌的になります。また、対処した人からアルバイトの希望者を募って収容者の面倒を看ていただくのも一案ではないでしょうか。とにかく、無駄を省いた合理的な対策が必要です。

国家財政の破綻

　安倍前首相が持病の大腸炎を悪化させて急遽辞任することになり、よほど気掛かりだったのか退任にあたってコロナの二類感染症の指定の見直しを明言して菅政権にバトンを渡しました。ところが、その後この見直しの話はどこでとん挫したのか一向に出てきません。どうやらコロナを自分たちのテリトリーに抱え込んでおきたい方々が抵抗しておられるようです。しかし、このもたつきは日本の将来に致命的な禍根を残すことは必至です。コロナ対策で最も急務なのはこの二類感染症指定の見直しなのです。

　コロナの二類感染症の指定とは、すべての感染者が無菌状態になるまで国の責任において隔離療養して市政に感染者を一人たりとも出さないという強制隔離を秘めたもので、これは先述したらい予防法やエイズ予防法につながるものです。この法制度は外来の病原体を入り口で封じ込める初期には有効ですが、感染が大衆化した今では却って自分たちの首を絞めることになるのです。たとえば毎年数千万人もの感染者が出るという季節性のインフルエンザをコロナに例えると、この膨大な感染者を病院やホテルに収容する一切の経費や、その間の経済活動の停止に伴う補償をすべて国費で賄うとすれば、この国はたちまち崩壊するであろうことは誰の目にも明らかでしょう。コロナの第二類感染症の指定とはそのような危うい法律なのです。日本を含めた世界のコロナ感染はまだ序盤にすぎず、よほど有効なワクチンでも開発されない限り感染はこれから本格化することになります。なぜなら世界人口の大部分がまだコロナに感染し

ていないからです。また、たとえ重症者を軽減させるワクチンが開発されたとしても今後数年間に及んで感染者は増え続けるでしょう。日本は序盤ですでに莫大な国費をコロナ対策に投じてきました。私のポケットにも 10 万円が送られてきましたが、国が投じてきた国費はこれだけではないのです。国が最も恐れていることは感染者の増加に伴う医療崩壊によって犠牲者が大量に出現することです。そのため、国民に感染予防を訴えるだけでなく、経済活動の自粛などの対策を進めてきました。経済活動を規制すれば経済不況になり、規制を緩めると感染者が増えて医療崩壊をもたらすというジレンマに陥っているのです。これはまるでもぐらたたきのいたちごっこであり、コロナの二類感染症の指定が続く限りこれからも長くこのいたちごっこを繰り返さなければならず、間違いなく日本丸は衰亡の坂を転げ落ちることになるのです。

　それでは感染者を受け入れる医療スタッフの方々に目を向けてみましょう。入院している感染者のほとんどは無症状か軽症者であり、真に医療を必要としている患者はせいぜい 1 割程度です。ほとんど何の症状もない健康な人が感染しているという理由だけで長期間拘束されているわけですから、そのストレスも半端ではない筈です。一方、これまでに遭遇したことのない本来の患者とは異なった社会集団と長期間対応せざるを得なくなった医療スタッフの方々のとまどいも大変なものがあることは容易に想像がつきます。これほど愚かな政策も珍しく、一刻も早く第二類感染症指定を取り消し、初診から入院まですべて保険適用にすれば医療崩壊の危険性も大きく軽減して問題の多くは解決する筈です。

　指定感染症の見直しが遅々として進まない背景にはおそらく厚労省の感染症に関する専門家の存在が考えられます。第八章の白い巨塔で解説したようにらい病や薬害エイズなどの重大な問題は感染症の専門家によってもたらされたものです。私もある分野の専門家の一人ですから分かるのですが、専門家には井の中の蛙で手に負えない者も少なくないのです。過去の失策を引き合いに出すまでもなく、今のクルーズ船やコロナの初期対応の不手際さは国民の目にも明らかであり、ここは縦割り重視の彼らの主張を押しのけるだけの政治力が望まれます。

国民への自粛一点張りは責任転嫁の極み

　話を感染者対策に戻します。これまで行われてきた無症状者や軽症者に対する手厚い病院やホテルでの収容は限られた財源と医療スタッフから考えものです。これからコロナシーズンの晩秋に入ると大量の感染者が発生することは必至です。軽症者で自宅待機が困難な方には公立の体育館や屋内プールを活用して簡易ベッドを並べて集団生活をしていただければと思います。全員が感染者であるから、これ以上の感染の心配はなく、２週間が過ぎれば検査をすることなく清潔な衣類に着替えて対処していただければよいのです。着替えの衣類も２日間ほどビニールにでも入れておけばコロナは自然に死滅して無菌的になるから、特別のものを用意する必要はありません。また、対処した人からアルバイトの希望者を募って収容者の面倒を看ていただくのも一案ではないでしょうか。感染経験のある方はそれが心強い武器になります。失職された方はこれを売りにして新たな活路を拓くことも可能かと思われます。たとえば介護施設

や病院など重点管理施設への出入りなどで活躍していただければ有難いところです。とにかく、無駄を省いた合理的な対策が必要です。

　先述したように一般の感染者にかかる経費についてはこれまでの全額国費負担ではなく、初診から検査、入院まですべて保険適用の自己負担にすべきです。なぜなら、一般の方々の感染は自分の行動によってもたらされたものであり、自己責任でもあるからです。それに対して病院や介護施設内での感染はその限りではありません。彼らは囲い込まれた中での感染であり、自分では防ぎえないからです。病院や介護施設内感染はそれを防ぎ得なかった国や都道府県にこそより重大な責任があるのです。おそらく地方の知事さんの中にはすでに万全の体制を敷いている方もおられると思いますが、私がマスメディアを通じて時折拝見する知事さんからは感染者の増加が介護施設内感染をもたらしているかの発言が聞かれますが、これは介護施設のクラスター発生の責任を国民に転嫁したものと言わざるを得ません。なぜなら、病因や介護施設は独立した囲いであり、関係者や外来者からの侵入以外には感染の余地がなく、それを厳重に防衛する義務が国や都道府県知事に課せられているからです。特に知事には食品衛生法にも記されているように一旦感染が発生したならばこの原因を速やかに解明して二度と同じ事故が起こらないように努めなければならない責務があるのです。ところが、彼らには本来の任務である重点施設の防疫対策やこれからの感染者の増加に備えた重症者病棟の手配などはまったく眼中にないかのようです。

第11章　ワクチン幻想

　オリンピックを控えた日本としては一日でも早く有効なワクチンを開発してなんとか開幕にこぎつけたいところですが、はたしてどうでしょうか。個人的な意見ですが、次期東京オリンピックには基礎疾患のある方々や感染者はテレビ観戦で我慢をしていただき、その他は一切制限する必要はなく、例年通り実施すべきだと考えます。なぜなら、コロナは単なる風邪ウイルスにすぎないからです。

　コロナワクチンの開発はインフルエンザと同じように非常に難しい問題があります。その最大の障壁が、コロナは窮めて変異し易いという点だとされています。たとえば日本で最初に流行したのが中国型でしたが、次に流行したのがヨーロッパ型であり、今では北海道と沖縄ではそれぞれタイプが異なるように絶えず変異するために安定したワクチン開発ができないという問題が指摘されていますが、はたしてどうでしょうか。30年ほど前のことですが、東北にある民間の細菌研究所でワクチンの研究をしていた友人から送られてきた医師 2,000 人のアンケート調査の報告書を見て驚いたことがあります。ほとんど全員の医師がインフルエンザワクチンだけは有効性が期待できないと答えていたのを思い出します。信じられないかもしれませんが、これが当時の医師の見解だったのです。それが今では様

変わりした観があります。母里啓子氏の著書『インフルエンザワクチンは打たないで』（双葉社）を読んでこのワクチンの歴史的背景がよく分かりました。この著書を参照して日本におけるインフルエンザワクチンの歴史的動向からコロナワクチンの問題を考えることにします。

インフルエンザワクチンは戦後まもなくから鉄道員などの公共性の高い職業人に優先的に打たれていましたが、一向に効果が現れなかったようです。そこで、感染しやすい子供たちに打つことによって流行を防ごう（学童防波堤論）ということになり、1962 年に小中学生に対して集団接種を義務化します。余談ですが、この時代のアンプル瓶 1 本にはワクチン 50 人分が入っており、この時の注射針の使い回しが恐ろしい肝炎ウイルスの集団感染を招いたのです。日本が先進国の中でも突出して肝がんや肝炎が多いのもこの時代の予防接種が関係しており、今も大掛かりな訴訟問題になっていることは弁護士団体のテレビコマーシャルなどでご承知の方は多いと思います。

話を戻します。1976 年にはワクチンの予防接種はさらに強化され 3 歳から 15 歳に義務化しています。ところが、接種率が上がってもインフルエンザは一向に沈静化せず、次第にワクチンの効果に疑問の声が出てくるようになりました。1979 年に群馬県前橋で集団接種により重い副作用が出たことから同市の医師会は集団接種を止めて 5 年間に及んで近隣の四つの市との大掛かりな比較試験を行います。その結果、ワクチンの有効性は完全に否定されることになったのです。1979 年には米 CDC と NIH（公衆衛生研究所）の研究員が世界で唯一の子供への集団接種をしている日本の調査に来日しています。この調

査団はその有効性がまったく認められないのに驚き、日本では
「空想的な効用」に期待して毎年子供たちに接種していると名
の知られた専門誌に報告したといいます。その後全国で発生し
た副作用による被害者の告訴による裁判で国は相次いで敗北
し、ついに 1992 年に予防接種の義務化は廃止され、ワクチン
の製造も 3,000 万本から 30 万本と壊滅的な状態になりました。
ところが関係団体はターゲットを子供から高齢者にシフトさ
せ、ついに 2001 年に予防接種法を改正させ、65 歳以上の高齢
者に予防接種を推奨することにしたのです。その後もタミフル
とワクチン接種を意図した鳥インフルエンザに新型インフルエ
ンザ騒動が勃発して国民はすっかりインフルエンザ恐怖症に
陥ってしまい、多くの国民がワクチンを打ち始めました。つい
最近これから冬に向かってコロナとインフルエンザの重複感染
防止のためにインフルエンザワクチンの接種対象者に優先順位
をつけるとマスメディアを通じて公表しましたが、これは有り
もしないワクチン効果の洗脳と国民を接種に駆り立てるための
見え透いたプロパガンダにすぎないのです。

　ワクチンはウイルスを無毒化するために、ウイルスの断片を
用いてつくるためかその有効性は未だに認められていないのが
実情です。繰り返しになりますが欧米では新しい医療や診断を
導入するにあたって比較ランダム試験を行うことが義務付けら
れていますが、インフルエンザワクチンについて未だにそれを
実施しないのは、有効性が認められないことを察知している証
左と言えそうです。母里氏はワクチンは血液中に打つために、
鼻やのどの粘膜には抗体はできず、感染予防にはつながらない
と決定的なことを指摘されています。この説は先述したインフ

ルエンザウイルスの低い増殖最適温度からも支持できそうです。

　そもそも変異し易いために有効なワクチンの開発が難しいという理屈もよく考えてみると可笑しな話です。第六章で紹介した幻の新型インフルエンザウイルスを思い出してください。このウイルスは76年振りに再びブタから人間社会に復帰して世界中に拡大しましたが、高齢者の多くは抗体を保持していたために極端に感染者が少なかったのです。これらの高齢者の体は76年以上も昔に感染したウイルスをしっかりと記憶していたのです。この点を一つ捉えても変異の問題ではないことは歴然としています。そもそも毎年打たなければならないようなワクチンはもはやワクチンとは呼べないのです。仮に有効なワクチンが開発されると翌年からワクチンビジネスは成り立たなくなります。そのため関係者は効果のないワクチンを製造し、変異し易いということを口実に毎年ワクチン接種を厚労省が率先して勧めていると思うのは私だけでしょうか。厚労省は子供への集団接種が廃止された見返りに高齢者をターゲットに接種を勧めていますが、これもナンセンスな話です。なぜなら、彼らは長い人生体験の中で知ってか知らぬ間にあらかたのインフルエンザに遭遇しており、すでに抗体を保持しているからです。

　以上はインフルエンザワクチンについての話ですが、コロナについても大同小異であり、ワクチンの開発はできても有効性には限界がありそうです。これまでに140種類ほどのコロナワクチン開発が世界中で進められ、ロシアが最初に実用に踏み切りました。プーチン大統領は盛んにこのワクチンを国民に勧めています。ところがロシア国民の41％は安全性を疑って打たないとアンケートに答えています。確実なコロナワクチンが開

発されることを期待したいところですが、安全であればあるほど気休めワクチンで終わる可能性が高く、その後のワクチン業界の暗躍が気がかりです。大多数の人にとってコロナは感染してもそのまま放っておけばやがて自然に治り免疫が獲得されます。コロナに対する最も有効なワクチンがコロナ自身なのです。

最終章　若者の苦悩

クラスター対策がもたらした差別と偏見

　連日、コロナの感染者数や犠牲者数とともに活動の自粛がマスメディアを通じて声高に叫ばれ、いやが上にも人々の恐怖心を増幅させてきました。ダイオキシンや放射能汚染がそうであったように一旦人々に植え付けられた恐怖心は、どれほど科学的根拠を示して説いても、容易には払拭できないようです。もう一度第三章の図３－１と３－２をじっくりと眺めてください。一般の人々にとってコロナはなんら恐れるに足らない感染症であることがこれらのグラフからお分かりいただける筈です。ところが、しばらくすると読者の大半の方々はコロナにだけは感染したくないと改めて恐怖心を復活されるのです。人々がもつコロナへの恐怖はそのものの科学的毒性ではなく、それとは縁遠いもっと巧妙で邪悪な政策に由来しているようです。

　コロナに対する恐怖心が、何の罪もない多くの人々をスケープゴートにしてそれらの方々を地獄に追い込んだのではないでしょうか。考えてもみてください、夜の街、ライブハウス、カラオケボックス、クラブ合宿など感染者を魔女に見立てたコロナ狩りが人々をすっかり震え上がらせてしまったようです。それは戦後の無らい県運動によるらい病狩りを彷彿させるもので

す。患者が出た家はこれ見よがしに徹底的に消毒され、隔離施設に引き立てられる患者の後ろを消毒液を散布しながら衛生員が追い立てる光景を目の当たりにした人々はらい病の恐怖に震え上がり、患者の家族はもはやその村には住めなくなるのです。衛生員が散布した消毒液は医学的には何の意味もありませんが、人々を畏怖させるのに絶大な効果を発揮したのです。これと同じことがコロナのクラスター対策では演じられたのではないでしょうか。

　築地がんセンターのあるがん病棟から一人の看護師が感染したためにその病棟の全職員 200 人ほどの方々が 2 週間の自宅待機となり、その間に緊急の手術を要する患者に多大な迷惑を掛けたことは疑いの余地はありません。それにしてもこの看護師は気の毒に己の罪にさいなまれたのではないでしょうか。この自宅待機の彼らから感染者が出たという報告は聞いておりません。速やかに全員の検査を行っておればこのようなおおごとにする必要などなかった筈です。このクラスター対策の背景には、縄張り意識に縛られた貧弱な検査体制に対する批判をかわす為に魔女を仕立てて検査もしないまま全員隔離するといういう一石二鳥の目論見が私には透けて見えるのですが、それを完全に否定することはできないのではないでしょうか。それは、まさしくらい病患者の強制隔離や薬害エイズ問題で犯してきた重大な失策の隠ぺい工作と同質の匂いがするのです。

　ある大学の研修医の方々が研修終了祝いにささやかなパーティーを催したところ、禁を破った廉で全員 2 週間の自宅待機を命じられました。権威に迎合するマスメディアはこれをとらえてあたかも破廉恥な犯罪でも犯したかのように騒ぎ立てたこ

とは読者の方々にも記憶にあると思います。彼らが検査を受けたということもまた感染者が出たという報告も聞きません。それにしても、彼らの折角の門出に酷い泥水をさしたものです。医師を支配する行政の権威を誇示するためにこの方々が魔女狩りの餌食にされたように感じるのは私だけでしょうか。

　山梨出身の女性が微熱がある状態で里帰りし、複数の人が感染したことが大きなニュースになりました。彼女はその後上京してからコロナ感染を知ることになりますが、プライバシーにかかわる情報までリークされ、人格まで否定されるような烙印を押されてしまったのではないでしょうか。これも国民に対する見せしめ以外のなにものでもなく、この本人や家族の方々にあびせられた心ない非難によって受けた心の傷は生涯消えることはないのではないかと案じられます。

　夜の街はすっかり都知事選の政争の具に利用されてしまったようです。そこで働く親から感染した学童はその後どのようになったか大変気がかりです。彼が通った学校の生徒は満足な検査もされないまま再び自宅待機を余儀なくしたのではないでしょうか。それにしてもこのような辛い思いをしている子供は彼だけでなく、同じ思いで苦しんでいる子供は少なくないと思われます。

　ある関西の大学の運動部の合宿中にクラスターが発生したことが報じられましたが、この時に同大学ということだけで運動クラブとは何の関係もない学生が教育実習の受け入れを断られたことや、アルバイト先から継続を断られたということが問題になりました。コロナの虚構の怖さがここまで深く人々の間に浸透していることを改めて感じざるを得ません。それにしても、

コロナによる被害が子供たちには軽微であることが早くに分かったことが幸いしました。仮に多少でも子供たちに甚大な影響が出ていたら、マスメディアはここぞとばかり不安を煽り立て国内は騒然となったことは想像に難くないところです。

恐怖が生み出すコロナ鬱

コロナの感染防止の呼びかけと脆弱な感染防止体制による失政が相まって実態以上の虚構の恐怖を人々に植え付けてしまったようです。国民はいよいよ沈鬱になって引きこもり、高齢者は運動不足から体力を衰えさせて痴呆症を悪化させ、壮年者はコロナ不況にあえぎ、国中がコロナ鬱に埋没している有様です。

コロナによって強いストレスを感じている人々は日本人だけではなさそうです。アメリカでも国民の45％が精神的苦痛を感じているといいます。また、中国の安徽省での小学高学年と中学の生徒を対象としたメンタルヘルスに関する興味深いアンケート調査報告があります。それによるとコロナが発生していない前年の11月とコロナによる数か月の学校閉鎖の解除直後で、鬱症がおよそ25％、自殺未遂が100％も増加したといいます。どうやらコロナに強い子供たちも学校閉鎖による外出規制は体力だけでなく心の健康にも多大な影響を及ぼしたようです。

それにしてもコロナによる犠牲者が極端に少ない日本のこのところの経済不況は目に余るものがあり、つくられた恐怖の深い闇に迷い込んだかのようです。コロナ不況がこのまま続くと今年度の経済見通しは成長率マイナス6％台、最悪マイナス9％台、失業者300万人を出すことになります。

日本精神神経学会によると、欧米ではパンデミックのような

感染症の大流行は戦争やテロと同じ災害ととらえて感染症災害と呼んでいるといいます。そしてこの災害は地震や津波と異なり、原因が長期化することから複雑な問題を生起させるとしています。感染症災害は大きく初期の全員が一丸となって感染防止に取り組む高揚期から、それに疲れる倦怠期の中期、そして後期の復興期の三期に分かれます。初期と中期の倦怠期には主にスケープゴートにされた人々が差別感から、後期には復興から取り残された人々が経済的挫折から自殺する人々が増えるとしています。日本でもバブル崩壊後の長い不況下に自殺者が年間３万人を超えましたが、アベノミクス以降急速に改善してきました。ところがコロナの拡大に伴って自殺者が再び増え始め、７月からは連続して前年を上回るようになってきました。特に女性の増加が顕著になっており、女性は非正規雇用の比率が高く、経済的困窮の影響を無視することはできません。経済不況の影響はこれから顕在化すると考えられますから、自殺者の増加が案じられます。

　失業率が１％上がるごとに自殺者が1,800人ずつ増えるとされ、コロナによる犠牲者数と並べて論じられています。しかし、これはおかしな話です。私にはとても命について論じる資格はありませんが、コロナの犠牲者と自殺者では天と地ほどの違いがあるように思われます。第10章でコロナによる死を宿命的な死と説明しましたが、これをより端的に表現するとほとんど天寿をまっとうされた方々の死ということになります。これを人生の途上で追い詰められた方々の無念の死と比較すること自体無理があるようです。

　政府は懸命になって景気回復のためのキャンペーンを繰り出

していますが、ここはそれに乗らなければ日本人とは言えない
ようです。

将来展望が開けない若者の苦境

　このコロナ禍で将来展望が見えず、学生は苦境に立たされて
いるのです。2020年10月末の雇用統計を見ると有効求人倍率
が1.03となっておりほとんど職業選択の余地がない状態にま
で景気が冷え込んでいます。なんとかこの状態を打開しなけれ
ばならないのですが、その解決策はただ一つです。それは国民
のみなさんがこのつくられたばかばかしい恐怖の呪縛から逃れ
ることなのです。ただそれだけでこの忌まわしいコロナ不況か
ら脱出できるのです。

　話を学生に戻します。恐らくオンライン授業で、精神的に落
ち込んでいる学生も少なくないと思われます。特に地方出身の
学生はコロナ感染の加害者になることを恐れて郷里にも帰れ
ず、また大学も出入りを禁じているため居場所がなく、精神的
に落ち込んでいる人は少なくないようです。小学校から高校ま
で授業を再開しているにも関わらず、今なおオンラインでお茶
を濁している大学の状況は目に余るものがあります。大学こそ
コロナの実体を科学的に見極めて、人々に模範を示さなければ
ならないにもかかわらず、固く扉を閉ざして震えている有様は
とても学問研究の府とは言えないのではないでしょうか。この
ような時こそ研究室の扉を開けて、学生に明るい未来展望を指
し示す使命がある筈です。大学のこの体たらくさは多分に高齢
者が実権を握っているためであり、これでは若い人々の将来は
閉ざされてしまいます。不都合な方はオンラインで授業をする

としても、全員がそれに倣うようでは明らかなサボタージュで
あり、学生が授業料の返還を要求するのも至極当然のことです。
最も、退職した身だから言えるのだとお叱りを受けそうですが。

おわりに

　この度のコロナ騒動でいやというほど日本の脆弱性を思い知らされた方は多いと思います。残念ながら、これがこの国の実態なのです。私はこれまでに専門の微生物学の他に、ダイオキシンや乳児栄養、らい病、薬害エイズ、肺がんなどの社会問題についても手掛けてきました。今もって思い出されることは、さまざまな社会現象・騒動の背後には必ずといえるほど利権が関係していることです。なかでも幼い子供を人質に取って親を脅迫するかのような手法は悪質であり、それらはおもに利権目的に旧厚生省によって行われてきました。旧厚生省は二十世紀末にトップの事務次官が収賄罪で起訴されたのをはじめ様々な失態が発覚し、解体寸前までいったところ省名を厚労省に改めることで矛を収めたように思われます。しかし、内実は相変わらずであり、一向に改善の兆しが見えてこないようです。ここは思い切って厚労省を解体して、抜本的に立て直す必要がありそうです。菅新内閣は重要政策の目玉に縦割り行政の弊害の是正を掲げており、その成り行きを注視したいと思います。ウイルスで思い出されるのは、がん研究者として第一号のノーベル賞学者になったアメリカのペイトン・ラウス（1879〜1970年）のことです。彼はまだ30代前半の頃に鶏にがんの一種である肉腫を発生させるウイルスを発見しました。ところがこのがんウイルスは哺乳動物にはがんを発生させないことから例外的な現象と長い間黙殺されてしまったのです。彼はその後、何十年もの間このがんウイルスをなんとか哺乳類に感染させようと涙

ぐましい努力を続けましたが、ついに成功させることはできなかったのです。彼がノーベル賞を受賞したのは92歳で亡くなる4年前でした。恐竜を祖先にもつ鳥のウイルスを哺乳類に感染させることはそれほどに難しく、ましてや鳥インフルエンザウイルスがヒト型に変異していきなりパンデミックが起こるというようなことはあり得ないというのがウイルス学者の国際的な見解ではないでしょうか。先年、日本から派遣されているWHOの研究員のある女史がテレビの鳥インフルエンザ特集番組に出演して、鳥インフルエンザがヒト型に変異して明日にもパンデミックが起こると強硬に主張しましたが、あれから10年が過ぎたにもかかわらず一向にその気配はありません。都知事選を直前に控えてロックダウン、東京アラート、夜の街と散々にコロナ危機を煽って再び都知事の座を勝ち取った女史がいますが、その煽りを受けて塗炭の苦しみに喘いでいる方々への手当が大変です。ウィズコロナで帳消しにする訳にもいきません。

　最後に、高齢者の方々を傷つけるような言動をしたかもしれませんが、私も高齢者の一人です。長く糖尿病と付き合ってきたためか、これまでに二度肺炎にかかったことがあります。一度目は10年ほども前のことで、2週間の強制隔離入院を余儀なくされました。次にかかると三度目の正直ということになりそうですが、それまでは自分なりに何とか自活して、その時がきたらすべてを後進に託して自然の流れに身を委ねたいと思います。

　おわりにあたり、本稿を出版することができたのはひとえに宮田智之氏、生野世方子氏並びに一藝社の小野道子氏を始めとして多くの方々のご協力の賜ものです。心より感謝します。

装丁─────アトリエタビト

［著者紹介］

林　俊郎（はやし・としろう）
目白大学名誉教授・名誉フードスペシャリスト

1949 年生まれ
東京農業大学大学院博士課程修了。農学博士
専門：応用微生物学、特にルーメン細菌の代謝研究

［主要著書］『がん死のトップ　流行する肺がん』『生活習慣病が日本を滅
　　　　　　ぼす』『ダイオキシン情報の虚構』『乳幼児の突然死』以上、
　　　　　　健友館、『水と健康―狼少年にご用心』『「糖」が解き明かす
　　　　　　人類進化の謎』以上、日本評論社、『社会情報の眼』一藝社、
　　　　　　その他多数

緊急提言！！

コロナ恐怖に翻弄される世界・日本の戦略

2021 年 1 月 25 日　　　初版第 1 刷発行

著　者　　　　林　　俊郎

発行者　　　　菊池　公男

発行所　　　　株式会社 一 藝 社
　　　　　　　〒160-0014 東京都新宿区内藤町 1 - 6
　　　　　　　TEL 03-5312-8890
　　　　　　　FAX 03-5312-8895
　　　　　　　振替　東京 00180-5-350802
　　　　　　　E-mail : info@ichigeisha.co.jp
　　　　　　　HP : http://www.ichigeisha.co.jp

印刷・製本　　モリモト印刷株式会社

Ⓒtoshirou hayashi 2021 Printed in Japan

ISBN978-4-86359-231-5　C0036